強肺防疫

101 中醫湯水

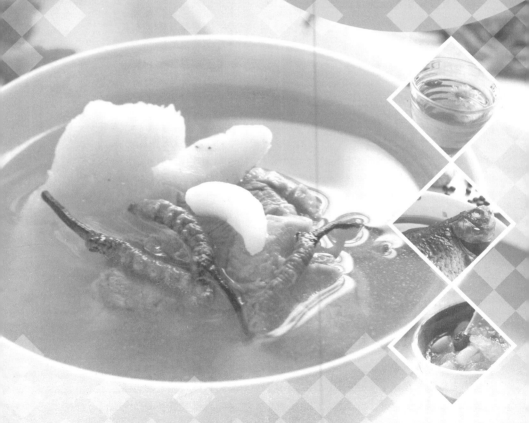

徐思濠（註冊中醫師）編著

跨版生活

目錄

序

　　中醫角度認為疾病發生除了因病邪侵襲身體之外，正氣起着主要的關鍵因素。「正氣」泛指人體的抗病能力，當人體正氣充沛，疾病則難以發生，每當疾病發生時即屬正氣虛弱所致。

　　「肺臟功能」主一身之氣，身體的正氣亦以氣機調暢而得以穩定。我們經常所談的宗氣、衛氣、營氣及臟腑之氣等皆與肺臟功能有着直接的關係。

　　中醫學一向強調以「五臟」為人體核心，肺臟在這核心中飾演着重要角色，故此大家都應當保護好你的肺臟，不要讓他受到疾病所傷。

　　今次撰寫的補肺食療湯水書，不單只介紹湯水，還從每一篇主題內都加插一些生活常用知識，使每位讀者都能加深肺臟功能的認識，多了解一些從生活中如何防止肺病的方法。因近年四季氣候反覆多變，人體難以適應而容易受邪氣所傷，經常出現外感傷風、流感以及疫癘邪氣的問題，大家都人心惶惶，不知如何防護。中醫藥有哪些方法可以提升體質，令你我都可以做好治未病的任務，亦希望藉着本書內文與大家分享，為每位讀者解答疑難，排解心中煩憂。

　　由於中醫學博大精深，此書內容未能一一盡錄。如有錯漏，還望各位同業前輩多加指正，在此謝過。

　　祝各位都擁有健康身體！快樂人生！

徐思濠
註冊中醫師

第一部分
中醫理論部份

1. 從中醫看肺臟解剖知識

肺臟位於胸腔之內，左右各一，在所有臟腑的最上方，與氣管、咽喉、鼻相連接。

從中醫學臟象學說內介紹，肺的主要生理功能分為：
(一)主氣，司呼吸；
(二)朝百脈，主治節；
(三)通調水道。

中醫認為，「肺」在情志為悲，開竅於鼻，在液為涕，在體合皮，其華在毛，與六腑中的大腸互為表裏，與自然界的秋季相通應。

肺主氣，司呼吸 是指肺臟有主持和調節臟腑經絡之氣的功能，包括呼吸之氣和主一身之氣兩個方面。說明人體內一切與氣相關的生理病理現象，皆與肺相關連。

朝百脈 是指全身的血液通過百脈流經於肺，肺臟的呼吸功能把外界的氧氣帶入血脈之內運行全身，而肺臟有推動血液運行、有助心臟運行血液的功效。

主治節 是指肺的功能具有治理和調節全身氣體交換、氣機的升降出入、血氣正常運行及津液代謝宣發肅降作用。

通調水道 是指肺的宣發肅降功能，對人體水液代謝具有疏通和調節的作用。若肺失肅降，水道不通，便可能會出現尿少、面目浮腫、周身水腫等症狀。

2. 與肺臟相關的常見病症

肺臟與整體系統的聯繫

中醫學角度的肺病，不單只是指現代醫學中的呼吸系統疾病，而是從中醫學理論，因肺臟功能與其他器官透過經絡路徑聯繫，故此當有病理情況發生會涉及全身。所以從中醫整體觀念思想考慮問題時，下面所談及的症狀也與肺臟生理功能直接相關。

1. **在志為悲** 過度悲哀和憂傷會引致消耗肺氣，出現**氣短懶言、肺氣不足**之症狀。

2. **開竅於鼻** 鼻的生理功能是通氣和嗅覺功能，依賴於肺氣的作用，疾病發生可見**鼻塞、噴嚏**等症狀。

3. **上通咽喉** 咽喉的生理功能是通氣和發音，也是依賴肺氣才能完成。在病理情況下，會出現**咽喉痕癢、聲音沙啞、失音**等症狀。

4. **在體合皮，其華在毛** 皮膚、汗腺、毫毛為一身之表，具有防禦外邪、調節體內代謝、調節體溫和輔助呼吸作用。在病理情況下，會出現**自汗、容易感冒、皮膚濕潤或乾枯**等症狀。

5. **與大腸互為表裏** 肺與大腸通過經絡成互為表裏關係，生理上肺氣下降、氣機調暢，津液得以布散，促進大腸傳導。而大腸傳導正常，亦有利肺氣肅降。在病理上肺失肅降，氣不下行，津不下達，可導致**腸燥便秘**。而大腸實熱，腑氣不通，會影響肺氣宣降，出現**咳喘、胸悶不適**等症。

3. 飲食與肺臟

在飲食角度上，味辛、色白的食物在五行中與肺相應。

甘味的食物有健脾補益功效，所以平常生活當中的一些食材，如白胡椒、生薑、蔥、蒜頭、辣椒、咖哩、薄荷、紫蘇、玉桂等這些具辛香氣味的食材，均有助疏風發散；白芝麻、牛奶、木瓜、杏仁、香蕉等食材，有助潤腸通便的功效；白果、百合、雪梨、椰子、海底椰、雪耳、花膠、沙參、玉竹等有助潤肺補肺。

這些食材能適當地配合使用，可有效改善肺臟功能，能紓緩肺病所引起的不適。

有助潤腸通便食材

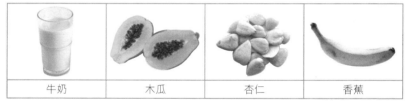

| 牛奶 | 木瓜 | 杏仁 | 香蕉 |

有助潤肺補肺食材

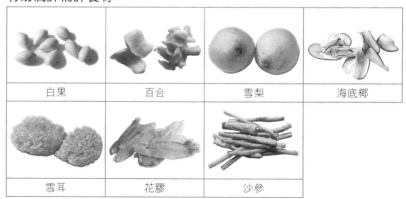

| 白果 | 百合 | 雪梨 | 海底椰 |
| 雪耳 | 花膠 | 沙參 | |

4. 季節與肺臟

中醫角度認為,五臟相應四時,每個季節都有其主要節氣的特色,例如春天多風、夏天暑熱、長夏多濕、秋天乾燥、冬天寒冷等。故此,因為不同節氣的特色,也會對身體不同臟腑造成一定的影響。

肺為嬌臟,不耐寒熱,故此邪氣易犯肺而致病。冬夏兩季,一個主寒、一個主熱,邪犯肌表,通過經絡傳入肺臟,**容易引起肺寒、肺熱、感冒、咳嗽**等疾病。

肺主通調水道,從空氣中吸入的濕氣主要透過肺氣帶走,過多的水份也會影響肺臟正常的功能,例如春天濕困、長夏多雨水,都**容易引發痰濕病症**。

肺與秋燥節令相應。中醫五行學説中,肺臟與秋季在五行同屬金一行,故此每當秋季來臨、天氣乾燥,便很容易出現一些肺臟相關的疾病,例如**感冒、傷風、乾咳、鼻敏感、流鼻血、皮膚痕癢、乾燥、大便秘結**等秋燥現象。

春天多風、溫差濕度變幻無常,經常刺激人體肌表,削弱人體正氣,**引致外感傷風、咳嗽、鼻敏感、肺炎**的症狀發生。

所以人的生命活動與自然界息息相關,當你能對中醫理論的看法加多一點認識,在生活中多一點應用,久之你便會發現,身體會越來越強壯、疾病越來越少發生。而往往疾病發生,就是我們忽略了或者不懂得利用這些最基本的概念。

5. 調理身體的方法

如果你想天天都有強健身體，便要早睡早起、飲食均衡、作息有時、勤作鍛鍊及心境平和。當然每個人都要堅持去做，但經常看見一些病患者已十分注意生活飲食，但身體往往都未如理想，究竟出了甚麼問題呢？

其實要強健先要做好自己的生活習慣，若做了但未能達到目標，當然是調理方法出了問題，或是身體太虛未補夠。

坊間有不同的保健養生方法，但哪種方法真是適合你？有時候好的方法不一定是好，要適合你的方法才是好。

如你沿用的方法幫不到你，你便要再次客觀分析，找出自己的問題，要整體全面評估才能找出有效的調理方法。調理一段時間後要評估進度，看是否按預期希望達到目標？如果做到目標效果當然理想；如果未做到但向着目標有進步，也等於方向正確，只是時間未到；如完全未達標，即方法可能不正確，要再作調整。

時間也是一個重要關鍵，有良好的調理方法，但是沒有足夠的時間，往往三天兩天便希望身體去到一個好好的狀況，這一點大家應知道是絕對不可能的。像儲蓄一樣，時間短則收穫少，儲蓄時間長則相對收穫較多。要有耐心、信心持續朝着健康方向堅定去做，那強健的身體自然離你不遠。

6. 常用健肺穴位按摩介紹

穴位是在體表上通往內臟連接的一個入口。透過適當的手法操作，具有效激活臟腑功能，達到改善體質、強壯內臟、紓緩病症不適的功效。

以下介紹15個常用具有健肺功效的穴位及按摩方法介紹。

1. 印堂穴

於印堂穴上進行按摩有助改善前額氣血流暢，消除前額部的不適，對於鼻敏感鼻塞人士，有改善症狀不適功效。

定位：前額正中線與兩眉頭連線的交點(見右圖)

功效：治療頭痛、失眠、眩暈、鼻敏感、鼻塞等症

手法：以拇指指腹或中指指腹於穴位上點按，令穴位產生酸脹感，停留10秒，再以指腹在穴位上輕柔紓緩。**可每日反覆多次操作。**

2. 迎香穴

流鼻水、打噴嚏、鼻敏感的人士，可經常在迎香穴上按摩，有助改善鼻部氣血流暢，紓緩及預防鼻敏感的症狀。

定位：鼻翼旁開5分與鼻唇溝交點處(見右圖)

功效：紓緩鼻病、疏通鼻竅、預防鼻敏感不適

手法：用食指指端點壓在穴位上，至酸脹感停留10秒，再用指腹於穴位上紓緩。**每日反覆多次。**配合一些具發散氣味的按摩膏或藥油操作，效果更好。

3. 鼻通穴

捏在此穴位上，耐心等待一兩分鐘，鼻塞症狀即可緩解。

定位：鼻樑中段、兩側的凹陷中(見右圖)

功效：疏通鼻竅、紓緩鼻病及鼻敏感不適

手法：用拇指及食指指端，同時對稱用力按至酸脹感，停留1至2分鐘。如未能把鼻塞疏通，可反覆操作至症狀改善為止。

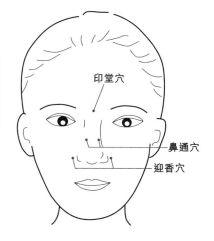

印堂穴

鼻通穴

迎香穴

4. 百會穴

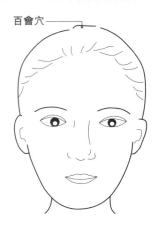

正氣虛弱、頭痛、頭暈及臟腑機能衰退的人士，可常在此穴位按摩或熱敷，有改善體質、強壯身體之功效。

定位：頭頂正中線與兩耳尖連線的中點(見右圖)

功效：升陽舉陷、紓緩頭暈頭痛

手法：身體虛弱人士可用熱毛巾或發熱暖包放在頭頂百會穴上熱敷數分鐘，有助加強身體功能及提升陽氣的作用，還可用手指在穴位上點按，力度要有產生酸脹感，停留10秒，再用指腹在穴位上紓緩。**每日可反覆多次操作。**

5. 定喘穴

定喘穴有定喘功效。對於氣管敏感、哮喘咳嗽、痰多、肺虛氣弱人士有改善作用，可在這穴位上多進行指壓或拍打，有效改善症狀不適。

定位：後頸第七頸椎棘突下旁開0.5寸(見右圖)

功效：宣肺平喘、化痰止咳

手法：以拇指指腹在穴位上指壓至酸脹感，停留10秒，再以指腹作輕柔紓緩。**每日可反覆多次操作**；或可在穴位上進行熱敷或輕輕拍打使皮膚發熱微紅，可有助提升肺臟功能，紓緩氣喘不適現象。**手法不宜過重，避免損傷頸椎及神經。**

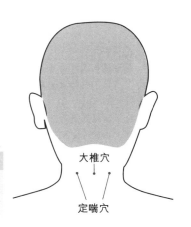

6. 膻中穴

肺氣虛弱、中氣不足人士，可於此穴位進行指壓或摩擦。身體較虛弱的人士也可用一些發熱暖包，在這穴位上熱敷，有助強壯扶正、補肺益氣。

定位：兩乳頭連線中點(見右頁圖)

功效：寬胸理氣、補中益氣

手法：用拇指於穴位上點按，令穴位產生酸脹感覺，停留10秒，再以拇指在穴位上輕柔紓緩。一日**多次反覆操作。**

7. 天突穴

感冒傷風的人士容易引致咳嗽發生，尤其在人多的地方咳嗽，十分尷尬。可以在這穴位上進行指壓或塗上驅風油，有助紓緩咽喉痕癢，止咳理氣效果理想。

定位：胸骨上方凹陷中(見右圖)

功效：寬胸理氣、化痰止咳

手法：以中指指腹於穴位上點按，令穴位產生酸脹感，停留10秒，再以中指指腹在穴位上輕柔紓緩。**可每日反覆多次操作。**

- -

8. 尺澤穴

此穴位常用治療外感病症不適，可在穴位上以手法拍打，有透解風邪及清肺泄熱的功效。

定位：肘橫紋上，肱二頭肌腱橈側凹陷中(見右圖)

功效：宣通肺氣、疏風解表、治療感冒

手法：用手掌遠端在穴位上輕輕拍打，至皮膚產生微紅發熱程度即可。感冒不適發燒病者，可在此穴位上拍打至出痧，出痧多少要視乎體質及病情而定，痧透出後症狀會明顯減輕。

- -

9. 神闕穴

肚臍很少用作按摩，可以用熱敷方法作補充陽氣、加強身體功能的作用。對於身體虛弱、大病過後及元氣大傷的人士，可常作保健調理作用。

定位：肚臍正中央位置(見右圖)

功效：回陽救逆、扶正補虛、強壯體質

手法：利用艾條，燃點後在肚臍上方隔開1至2寸，溫灸5至10分鐘，使穴位產生微紅溫燙感覺。**每日可進行1至2次**，功效更好。

- -

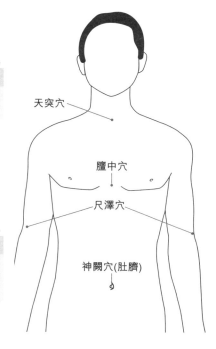

天突穴

膻中穴

尺澤穴

神闕穴(肚臍)

10. 氣海穴

身體虛弱的人士，可以經常在這個穴位上進行熱敷或隔薑灸，有加強身體功能、恢復元氣功效。

定位：肚臍直下1.5寸(見右圖)

功效：固本培元、補腎益氣、強壯身體

手法：利用發熱暖包在穴位上熱敷10分鐘，使局部產生微紅溫熱現象；或以雙手疊掌吸附在穴位上環旋移動。**每天可操作1至2次**，每次5至10分鐘。

- -

11. 肺俞穴

肺臟通於背部的穴位，可對應任何肺臟疾病的作用。對於肺虛氣弱、任何與肺臟相關的病症，也可在這穴位上進行不同形式的治療，例如：按摩、針灸、拔罐、刮痧、天灸療法等等，都有良好改善肺臟的功效。

定位：背部第三胸椎棘突下旁開1.5寸(見右圖)

功效：改善任何肺臟疾病的作用

手法：用拇指於穴位上指壓至酸脹感，停留10秒，再以拇指指腹紓緩。**每日可反覆多次操作**；又或者用發熱暖包敷在穴位上有補肺強壯的功效。

- -

12. 曲池穴

常用治療皮膚病症、蕁麻疹、濕疹，以及大便不通、便秘泄瀉等病症。

定位：屈肘成直角，當肘橫紋與肱骨外上髁兩者連線中點(見右圖)

功效：調整氣血運行

手法：用拇指指端按壓在穴位上至酸脹感，停留10秒，再用指腹在穴位上紓緩。**每日可反覆操作多次。**

- -

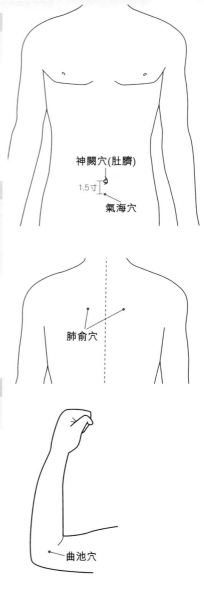

神闕穴(肚臍)

1.5寸

氣海穴

肺俞穴

曲池穴

13. 足三里穴

　　足三里是著名強壯身體的穴位，有改善消化系統功能。對於消化不良、胃痛不適、病後體虛者，可經常刺激此穴位，有效強壯體質，預防疾病，為強壯保健的「長壽穴」。

定位：犢鼻穴直下3寸(見右圖)

功效：健脾和胃、扶正補虛、強壯體質

手法：用拇指指端或按摩棒，在穴位上按壓至酸脹感，停留10秒；或在穴位上輕輕拍打至微紅，**反覆操作**，每日2至3次，功效更好。

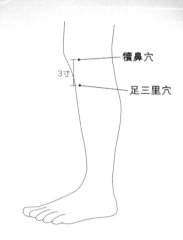

犢鼻穴
3寸
足三里穴

14. 魚際穴

　　此穴位有助治療急性咽喉腫痛、哮喘、失聲，以及外感發熱的作用。

定位：手掌大魚際肌上，赤白肉交界，第一掌骨中點(見右圖)

功效：清肺泄熱、開聲利咽、止咳平喘

手法：用拇指指端在穴位上以力度較強的刺激手法，按至酸痛感覺，以有痛感效果較好。持續於穴位上指壓1至2分鐘功效更好。

15. 少商穴(參考用)

　　咽喉腫痛、聲音沙啞、失聲情況發生的時候，使用少商穴作點刺放血功效理想。當然要具專業資格的醫師或技術操作人員才可使用，否則會引致受傷及皮膚感染的情況發生。

定位：大拇指橈側指甲角旁0.1寸(見右圖)

功效：清肺泄熱、開聲利咽、開竅急救

手法：用拇指指端在穴位上以力度較強的刺激手法，按至酸痛感覺，以有痛感效果較好。持續於穴位上指壓1至2分鐘功效更好。

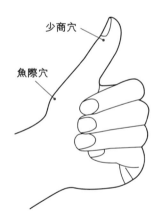

少商穴
魚際穴

7. 十大生活迷思

I. 食豬肺係唔係可以補肺?

中醫認為「以形補形」,不單是有功效,還有實際的作用。中醫學強調用藥需要辨證歸經,豬肺入肺經有補肺滋陰、強壯的作用,煲湯水時,結合補肺藥材與豬肺一同使用,有效增強肺臟功能。當然進食過多也會影響身體,出現膽固醇高的問題,所以控制好食用份量和次數,也是一門學問。

2. 感冒傷風唔可以食雞?

雞肉有增強免疫能力、加強身體功能的好處。由於都市人喜歡用雞作湯水,而湯水中會含有大量雞油,外感傷風不適宜進食太多油膩食品,避免邪氣難以排走。若不用作煲湯只用作食用,食肉不吃皮,簡單幾件是沒有問題的。

3. 流感高峰期用白醋在家中作薰蒸,係唔係有消毒殺菌作用?

現代醫學證實以白醋用水煮薰蒸室內,對於預防流感或殺滅空氣中的細菌是沒有作用的。我們可以製作中藥香包,有助激活肺臟功能,預防感冒效果較好。香包材料包括:佩蘭、荊芥、艾葉、蒼朮、白芷等,各等分,因應香包所需大小,再考慮使用份量。

4. 鼻敏感係唔係冇得醫？

中醫學認為鼻敏感為「肺虛」所致，若能強健體質，注意多補肺、多運動，把鼻敏感治好是不困難的。注意生活飲食，作息有時，避慎外邪，大人細路都得益。

5. 燒艾係唔係可以預防外感邪氣所傷？

中醫學角度認為，艾草燃燒後所產生的煙霧，有助潔淨因天氣改變而出現的風、寒、暑、濕、燥、火這六淫邪氣，有減低瘟疫的作用。可是燃燒過程會產生大量煙霧，故此當燃燒艾草時，家人應盡量短暫離開，待燃燒過後煙霧散去才回到家中。一般家庭用艾條煙燻15分鐘便已經足夠。

6. 接受天灸療法後就唔會患上感冒咳嗽？

「天灸療法」有強壯身體功能，預防傷風、感冒、咳嗽、哮喘的作用，但是不代表免疫。從臨床觀察，曾進行過天灸療法的人士，較未做天灸前是有效減低發生上述的症狀。

7. 咳嗽唔可以食橙？

橙含有維他命C，有助增強免疫的功能，作預防感冒十分理想。但是中醫學認為，橙易動風惹痰，不宜在咳嗽時期食用，避免引致咽喉痕癢咳嗽。對於久咳患者，把橙切去頂部隔水蒸燉15分鐘，有助潤肺止咳，新咳不宜使用。

8. 「唔食得生冷食物」係唔係代表「可以食熱氣食物」？

很多時候中醫師會説「食生冷食物會對身體唔好」，其主要原因是食生冷食物會對脾胃產生影響，導致氣血生成差，引致抵抗力下降，容易生病。因而很多病人會聯想到「是否食熱氣食物便可以？」其實食熱氣食物一樣要注意，因為進食過多也會上火、牙肉腫痛、口苦口乾、大便燥結，同樣影響身體功能，故此進食宜平和一點對身體較好。

9. 透過中醫治療要食好長時間中藥先有效？

如果病情淺一開始便去看中醫的話，兩三天已經痊癒了，但是病情持續了一段日子，已經影響臟腑功能，那麼也需要較長的時間作調理。故此病向淺中醫，早一些求醫早一些康復！

10. 煲中藥好煩？又臭、又難飲、好唔方便？

與現代中藥濃縮沖劑相比，傳統煲中藥比較繁複、氣味亦相對大。現時市面上大多中醫診所都可以選擇中藥飲片或濃縮沖劑，兩者功效大致相同。如果對煲中藥有困難，又怕氣味影響到家人，可以選擇中藥濃縮沖劑，以減少這個情況發生。但是藥物終歸是藥物，不是糖水也不是甜品，藥味總是難以避免。中藥一般帶苦，也有帶甜，唔想「捱」難飲的中藥，最好都係唔好病，這個原理很多人都清楚。

第二部分
101個補肺湯水

一、扶正固本篇

「肺虛」乃因體虛弱、常患感冒、消化差致吸收不良、年幼未強、老年體弱及久病大病過後，如癌症病人因疾病影響，康復消耗而引致元氣大傷所產生。

中醫學認為「久病必虛」，任何人士長期病患，身體健康狀況都會變差，臟腑功能未能像正常一樣，故此常感虛弱不足，加上持續日久未能恢復，不論在精神上、體力上、心理上、經濟上都產生着沉重的壓力。

有時候病患者最容易放棄治療的原因，就是經過一段時間的治療，還未能改善健康狀況。但是究竟「要有效改善強壯體質」需要用多長時間？投資(時間)是否有回報？

有效強壯體質的要訣，當然先要做好自己日常未做好的不足，如順應四時、避慎外邪、作息有時、早睡早起、飲食有節、識揀識食、保持心境開朗及勤作鍛鍊等。做到上述這些已經可以幫到復原的一半，再透過有規律的治療及過程中不斷審視改進，若單用中藥未如理想，可結合針灸，再不理想可再結合推拿，如此中西結合找出一套有效方法。天下間沒有做不到的事，看你有多大決心！複雜的問題當然要複雜的方法解決，否則也說不上叫做複雜。每個人都希望用最短的時間，處理好身體的毛病。病向淺中醫，這一個原理大家都理解，但是往往出現複雜的問題，在最虛弱時才找方法解決，不願付出時間，亦不願配合生活調理，那麼如何幫到你呢？

做甚麼也不能一步登天，調理身體、扶正固本也是如此。在身體健康的時候經常作調理鞏固，便不會出現複雜嚴重的疾病，也不需要長時間調理，這個思想方向正確嗎？我想大家都能找到答案的。

1

冬蟲草百合燉瘦肉

季節：口春天　口夏天　☑秋天　口冬天　口四季

適宜：☑日常保健　口針對症狀　口老幼皆宜

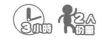

🕐3小時　👤2人份量

材料：

冬蟲草6-8條、百合5錢、南棗4粒、陳皮1小片、瘦肉4両

製法：

（1）瘦肉洗淨汆水備用；

（2）冬蟲草略洗，用溫水浸2至3小時；

（3）其他材料分別洗淨後，與瘦肉、冬蟲草一同放入燉
盅內，加溫水3碗，隔水燉3小時即可。

功效

扶正補虛、固本培元、補肺益腎

徐醫師話你知：

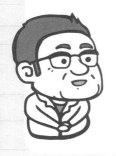

冬蟲草補而不燥，是調理身體的良藥佳品，持續食用更加有效。只是由於價錢偏高，未必人人都能負擔得起。使用冬蟲夏草，可預先以溫水浸2至3小時，然後與其他材料一齊燉湯，飲湯過後連湯渣一起食用，避免流失營養成分。

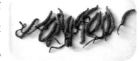

▶冬蟲草。

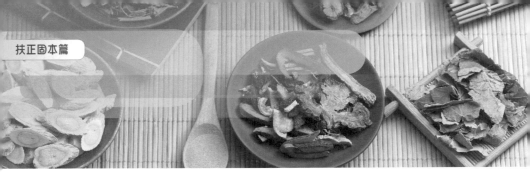

2

石上柏黃芪益肺固表茶

季節：□春天　□夏天　☑秋天　□冬天　□四季
適宜：□日常保健　☑針對症狀　□老幼皆宜

 15分鐘
 4人份量

材料：

石上柏3錢、黃芪3錢、桑葉2錢、陳皮1片、甘草5片

製法：

（1）全部材料沖水洗淨後；
（2）以1公升滾水浸泡15分鐘後，即可飲用。

扶正固本

補肺益氣

清熱解表

散寒解表

止咳化痰

通鼻防敏

理氣平喘

潤膚美白

開聲利咽

通腑整腸

功效

健脾開胃、益長乳汁、助長吸收

徐醫師話你知：

石上柏 是具有清肺、止咳、化痰等功效的中藥，常用於治療肺病、咳嗽、肺癌等。藥性溫和，結合桑葉能增強清肺功能，借助黃芪扶正固表，陳皮理氣止咳，甘草生津潤喉。可於流感高峰期的季節常作生活茶水飲用，有效**預防流感症狀**發生。

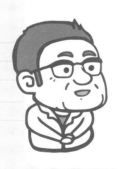

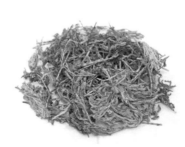

◀
石上柏。

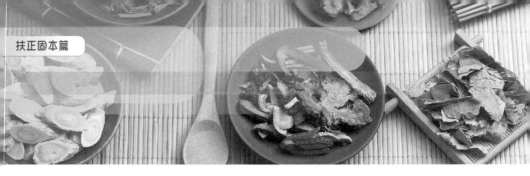

3

布渣葉桂枝白芷茶

季節：□春天　□夏天　☑秋天　□冬天　□四季
適宜：□日常保健　☑針對症狀　□老幼皆宜

材料：

布渣葉3錢、桂枝1錢、白芷2錢、炙甘草3錢

製法：

（1）全部材料沖水洗淨後；
（2）以1公升滾水浸泡15分鐘後，即可飲用。

扶正固本

補肺益氣

清熱解表

散寒解表

止咳化痰

通鼻防敏

理氣平喘

潤膚美白

開聲利咽

通腑整腸

功效

祛風散寒、健脾開胃、消食導滯

徐醫師話你知：

布渣葉

又名破布葉，有健脾開胃、消食導滯的功效，對於腸胃不適人士可常作茶水飲用。**桂枝**氣味芳香，有驅寒、溫補陽氣的作用，配合白芷，有助疏通鼻竅、止頭痛的功效，**初起感冒飲用可紓緩不適。**

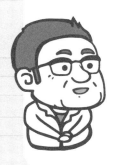

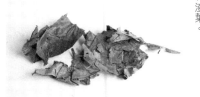

◀ 布渣葉。

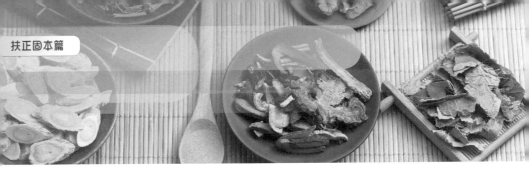

4

石斛羅漢果杞子茶

季節：□春天　□夏天　□秋天　□冬天　☑四季
適宜：□日常保健　☑針對症狀　□老幼皆宜

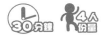

材料：

石斛3錢、羅漢果1/3個、杞子3錢、陳皮1片

製法：

（1）全部材料沖水洗淨；
（2）以2公升水煲30分鐘後，即可飲用。

扶正固本

補肺益氣

清熱解表

散寒解表

止咳化痰

通鼻防敏

理氣平喘

潤膚美白

開聲利咽

通腑整腸

功效

滋陰明目、生津利咽喉

徐醫師話你知：

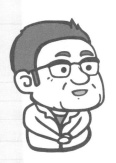

石斛 有滋補肝腎、養陰明目的功效，配合杞子增強補益功能。

羅漢果有潤肺、利咽喉功效，味道甘甜，過量使用會影響味道，適合陰虛體質、容易上火、口苦口乾人士常作保健飲用。

◀ 石斛。

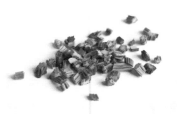

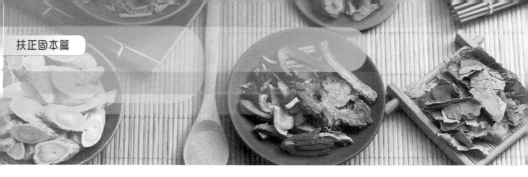

5

參鬚菊花茶

季節：□春天　□夏天　□秋天　□冬天　☑四季
適宜：☑日常保健　□針對症狀　□老幼皆宜

材料：

白參鬚5錢、菊花3錢、甘草2錢

製法：

（1）材料沖水洗淨後；
（2）以1公升滾水浸泡15分鐘後，即可飲用。

功效

清熱益氣、明目生津

徐醫師話你知：

白參鬚為生曬人參的根鬚部分，有清熱益氣、生津利咽的功效，性質帶涼，虛寒人士不宜，配合**菊花**有助清肝、清肺熱、明目功效，且味道甘香。進食過煎炒燥熱者及熬夜後，可常作生活茶水飲用。

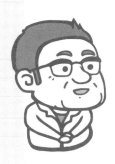

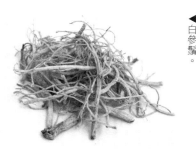

◀白參鬚。

扶正固本

補肺益氣

清熱解表

散寒解表

止咳化痰

通鼻防敏

理氣平喘

潤膚美白

開聲利咽

通腑整腸

29

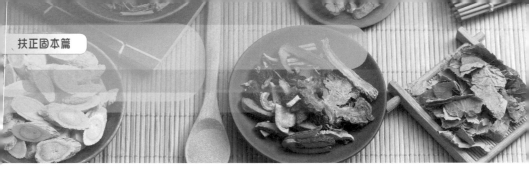

6
虎乳靈芝雲芝茶

季節：☑春天　□夏天　☑秋天　□冬天　□四季
適宜：□日常保健　☑針對症狀　□老幼皆宜

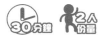

材料：

虎乳靈芝5錢、雲芝3錢、黨參3錢、甘草5片

製法：

（1）全部材料沖水洗淨；
（2）以水1公升煲30分鐘後，代茶飲用。

扶正固本

補肺益氣

清熱解表

散寒解表

止咳化痰

通鼻防敏

理氣平喘

潤膚美白

開聲利咽

通腑整腸

功效

補肺扶正、增強免疫力、
預防感冒、癌症調護

徐醫師話你知：

虎乳靈芝

為上等調理補虛中藥，對於肺虛咳嗽、容易感冒人士可常作茶療或湯水。**雲芝**可增強免疫能力。兩藥合用提升療效，輔以黨參，健脾益氣效果更好。體虛者於流感季節可常作茶水飲用。

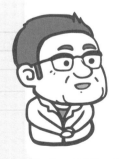

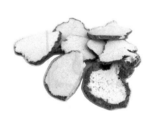

◀ 虎乳靈芝。

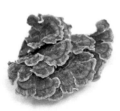

◀ 雲芝。

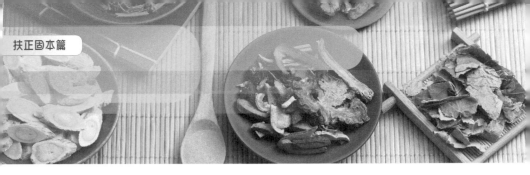

7

香薷太子參炙甘草茶

季節：☑春天　□夏天　□秋天　□冬天　□四季
適宜：□日常保健　☑針對症狀　□老幼皆宜

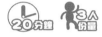

材料：

香薷2錢、太子參5錢、炙甘草3錢

製法：

（1）全部材料沖水洗淨；
（2）以水1公升煲20分鐘，代茶飲用。

扶正固本

補肺益氣

清熱解表

散寒解表

止咳化痰

通鼻防敏

理氣平喘

潤膚美白

開聲利咽

通腑整腸

功效

芳香化濕、健脾益氣

徐醫師話你知：

香薷

有芳香化濕作用，對於外感困濕、容易疲倦及腸胃不適人士有幫助。

太子參健脾益氣用作扶正，結合炙甘草一同使用，有補虛強壯功效。

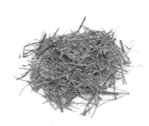

◀ 香薷。

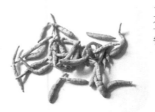

◀ 太子參。

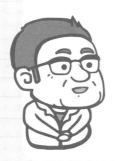

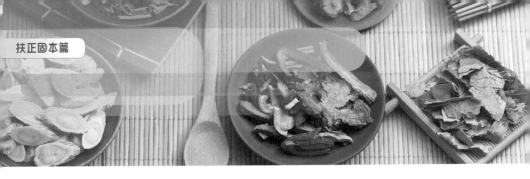

8

黨參牛蒡紅棗茶

季節：口春天　口夏天　口秋天　口冬天　☑四季
適宜：口日常保健　口針對症狀　☑老幼皆宜

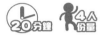

材料：

黨參5錢、牛蒡5錢、紅棗5粒

製法：

（1）全部材料沖水洗淨；
（2）以水1.5公升煲20分鐘，即可代茶飲用。

扶正固本

補肺益氣

清熱解表

散寒解表

止咳化痰

通鼻防敏

理氣平喘

潤膚美白

開聲利咽

通腑整腸

功效

健脾扶正、益氣養血

徐醫師話你知：

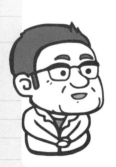

牛蒡 有健脾開胃的功效，鮮品可作湯料食材，乾品可用作泡茶。結合黨參、紅棗同用，味道不錯。有保健強身功效，**老幼皆宜**。

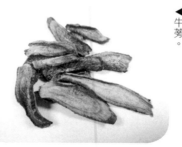

◀ 牛蒡。

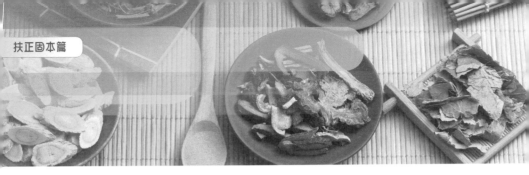

9

肉桂人參蜜飲

季節：□春天　□夏天　□秋天　□冬天　☑四季
適宜：□日常保健　☑針對症狀　□老幼皆宜

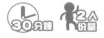

30分鐘　2人份量

材料：

肉桂皮3錢、紅參片3錢、圓肉10粒、蜜糖適量

製法：

（1）全部材料分別洗淨；
（2）以水1公升煲30分鐘，加入蜜糖後即可飲用。

功效

補中益氣、健脾扶正

徐醫師話你知:

肉桂 具有溫陽散寒功效,氣味清香,與紅參片同用,補陽氣、扶正氣,配以圓肉有養血安神功效。**容易手腳冰冷、易患感冒人士**可作保健飲用。每週一至兩次,效果更好。

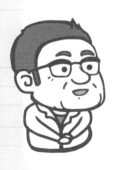

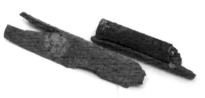

◀ 肉桂(桂皮)。

扶正固本

補肺益氣

清熱解表

散寒解表

止咳化痰

通鼻防敏

理氣平喘

潤膚美白

開聲利咽

通腑整腸

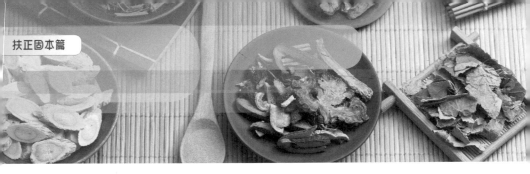

10

玉屏風加瘦肉湯

季節：☐春天　☐夏天　☐秋天　☐冬天　☑四季
適宜：☐日常保健　☑針對症狀　☐老幼皆宜

材料：

黃芪3錢、白朮3錢、防風3錢、蜜棗3粒、瘦肉4両

製法：

（1）全部材料沖水洗淨；
（2）以水2公升煲1小時後，即可飲用。

功效

扶正固表、預防感冒

徐醫師話你知：

此湯水 適合經常患有鼻敏感、氣管敏感及容易感冒的人士飲用，有固表強壯功效。每週飲用一至兩次，**有預防、減低過敏症及感冒**的發生。

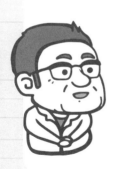

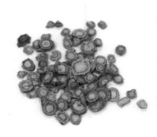

◄ 防風。

扶正固本

補肺益氣

清熱解表

散寒解表

止咳化痰

通鼻防敏

理氣平喘

潤膚美白

開聲利咽

通腑整腸

二、補肺益氣篇

補肺益氣目的是為了提升肺臟生理功能，增強因體虛或病後所引致的肺虛情況。

肺虛氣弱人士的症狀，可從與肺臟相應的器官發現。中醫診斷可從如望神、望面色、鼻部、咽喉、呼吸表現、皮膚狀況、排泄規律等表現觀察出來。如若出現呼吸氣短、咳嗽、痰多、哮喘、氣促、語聲低微、面色蒼白、精神不振、皮膚過敏、鼻敏感、易患感冒、肺患重病及肺癌病人等，則代表肺臟功能下降或出現肺臟疾病。除應向中西醫了解清楚身體健康狀況外，生活適宜多作補肺益氣的食療或運動鍛鍊，有助改善肺臟功能，減少肺病發生。

11

人參百合南棗湯

季節：☐春天　☐夏天　☐秋天　☐冬天　☑四季
適宜：☐日常保健　☑針對症狀　☐老幼皆宜

3小時　3人份量

扶正固本

補肺益氣

清熱解表

散寒解表

止咳化痰

通鼻防敏

理氣平喘

潤膚美白

開聲利咽

通腑整腸

材料：

人參3錢、百合1両、南棗4粒、淮山4錢、牛膁1隻

製法：

（1）牛膁洗淨、汆水備用；

（2）其他材料分別洗淨；

（3）以清水6碗燉3小時，即可飲湯吃肉。

功效

大補元氣、補肺強壯

徐醫師話你知：

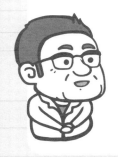

人參 有大補元氣及強壯體質的功效，適合體虛人士，但患高血壓或燥熱人士不宜。此湯水**適合正氣虛、抵抗力差、易患感冒的人士**，可作生活調理飲用，每星期飲用一次效果更好。

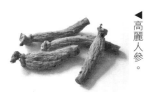

◄ 高麗人參。

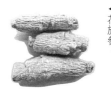

◄ 花旗參。

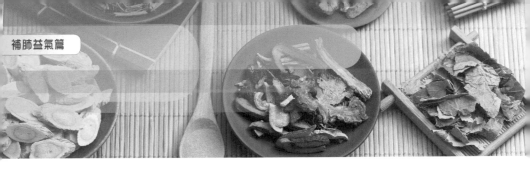

12 靈芝圓肉紅蘿蔔湯

季節：口春天　口夏天　口秋天　口冬天　☑四季

適宜：☑日常保健　口針對症狀　口老幼皆宜

材料：

靈芝3錢、圓肉3錢、紅蘿蔔1個、蜜棗2粒、豬腒1隻

製法：

（1）紅蘿蔔去皮、洗淨、切件備用；

（2）其他材料分別洗淨；

（3）全部材料以清水3公升煲約2小時後，即可飲湯吃肉。

扶正固本

補肺益氣

清熱解表

散寒解表

止咳化痰

通鼻防敏

理氣平喘

潤膚美白

開聲利咽

通腑整腸

功效

扶正益氣、健脾安神

徐醫師話你知：

靈芝 在購買時可選擇黑芝或赤芝，均具增強抗病能力的功效。要注意，靈芝味道較為苦澀，用量不宜過多。此湯水**適合任何體質人士飲用**，每星期飲用一次，效果更好。

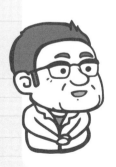

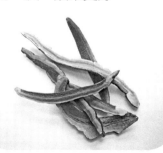

◀靈芝。

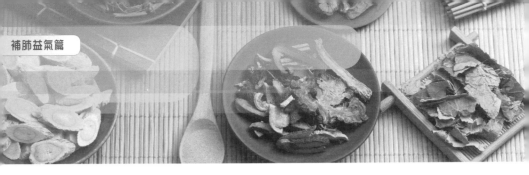

13 黨參沙參雞肉湯

季節：□春天　□夏天　□秋天　□冬天　☑四季
適宜：□日常保健　☑針對症狀　□老幼皆宜

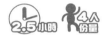

材料：

黨參5錢、沙參5錢、紅棗5粒、陳皮1片、生薑2片、雞1隻

製法：

（1）雞清洗乾淨；

（2）其他材料分別洗淨；

（3）以清水3公升煲2.5小時後，即可飲湯吃肉。

扶正固本

補肺益氣

清熱解表

散寒解表

止咳化痰

通鼻防敏

理氣平喘

潤膚美白

開聲利咽

通腑整腸

功效

健脾益氣、滋陰養血

徐醫師話你知：

雞肉 有增強免疫系統、健脾、補中益氣的功效，用作湯水更容易吸收。此湯水適合體質偏虛、惡寒肢冷的人士飲用，**燥熱體質及外感人士不宜**。每星期飲用一次，效果更好。

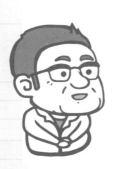

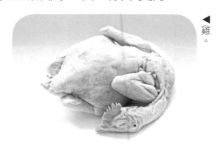

◄ 雞。

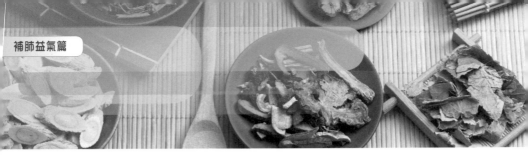

14

黃芪茨實鮮魚湯

季節：☐春天　☐夏天　☐秋天　☐冬天　☑四季
適宜：☑日常保健　☐針對症狀　☑老幼皆宜

材料：

黃芪3錢、黃豆2両、茨實1両、陳皮1片、生薑3片、鮮魚1斤

製法：

（1）鮮魚劏好、洗淨；
（2）放薑及魚下鑊略煎至金黃；
（3）加入熱水3公升及其他材料，以大火煮滾後收中慢火，煲2小時後即可飲用。

扶正固本

補肺益氣

清熱解表

散寒解表

止咳化痰

通鼻防敏

理氣平喘

潤膚美白

開聲利咽

通腑整腸

功效

扶正固表、健脾開胃

徐醫師話你知：

鮮魚 可選用海魚或淡水魚，一般來說海魚石九公、梭羅魚煮出的湯水較為鮮甜，淡水魚可選用生魚或鯽魚。此湯水有健脾益氣及補肺強壯的功效，**老幼皆宜。**

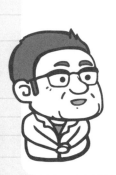

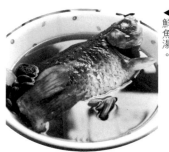

◀ 鮮魚湯。

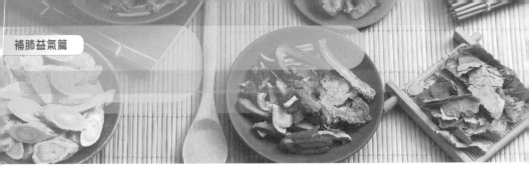

15

太子參淮杞豬膶湯

季節：口春天　口夏天　口秋天　口冬天　☑四季
適宜：口日常保健　口針對症狀　☑老幼皆宜

材料：

太子參5錢、淮山5錢、杞子3錢、圓肉3錢、粟米2個、豬膶1隻

製法：

（1）全部材料分別洗淨；
（2）以清水3公升煲約2小時後，即可飲湯吃肉。

扶正固本

補肺益氣

清熱解表

散寒解表

止咳化痰

通鼻防敏

理氣平喘

潤膚美白

開聲利咽

通腑整腸

功效

健脾開胃、扶正補氣

徐醫師話你知：

此湯水

性質溫和，**男女合用，老幼皆宜**。每星期可以飲用一至兩次，助長吸收，功效更好。

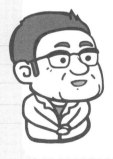

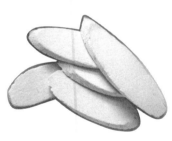

◀ 淮山。

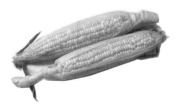

◀ 粟米。

49

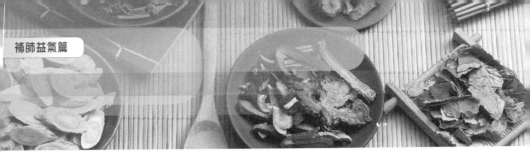

16

參芪雞肉湯

季節：□春天　□夏天　□秋天　□冬天　☑四季
適宜：□日常保健　☑針對症狀　□老幼皆宜

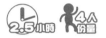

材料：

黨參5錢、黃芪3錢、淮山4錢、百合1両、蜜棗3粒、雞1隻

製法：

（1）雞劏好、洗淨、汆水備用；
（2）其他材料分別洗淨；
（3）全部材料以清水3公升煲2.5小時後，即可飲湯吃肉。

扶正固本
補肺益氣
清熱解表
散寒解表
止咳化痰
通鼻防敏
理氣平喘
潤膚美白
開聲利咽
通腑整腸

功效

補肺健脾、開胃益食

徐醫師話你知：

此湯水 營養豐富，補虛效果較強，對於**體虛易病**、**精神不振**、**少氣懶言**或**消化不良的人士**，每星期可飲用一至兩次，功效更好。如想避免燥熱上火，可以豬肉代替雞肉。

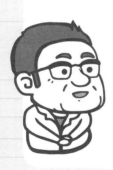

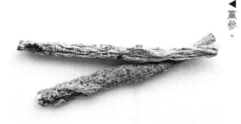

◀ 黨參。

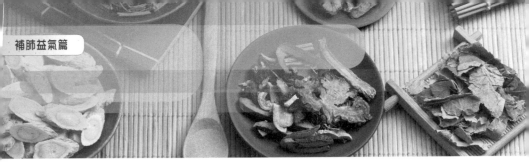

17

鴛鴦人參燉豬脹

季節：□春天　□夏天　□秋天　□冬天　☑四季
適宜：□日常保健　☑針對症狀　□老幼皆宜

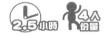

2.5小時　4人份量

材料：

白參3錢、紅參3錢、紅棗3粒、黑棗3粒、豬脹1隻

製法：

（1）豬脹洗淨、汆水備用；

（2）其他材料分別洗淨；

（3）全部材料放入燉盅，以熱水1.5公升隔水燉2.5小時後，即可飲用。

扶正固本

補肺益氣

清熱解表

散寒解表

止咳化痰

通鼻防敏

理氣平喘

潤膚美白

開聲利咽

通腑整腸

功效

補氣扶正、補而不燥

徐醫師話你知：

白參 為生曬人參，可以選用美國花旗參或加拿大生曬參，**紅參**可選擇使用國產人參或韓國高麗人參。兩種人參同時使用，一寒一熱，減低引致燥熱上火情況發生。每星期可飲用一次，用作固本扶正，體虛人士適宜。

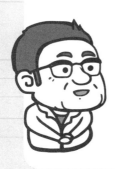

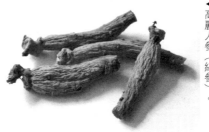

▲高麗人參（紅參）。

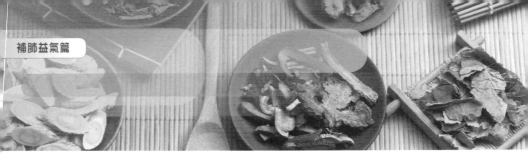

18 五指毛桃靈芝百合豬肺湯

季節：☐春天　☐夏天　☐秋天　☐冬天　☑四季

適宜：☐日常保健　☐針對症狀　☑老幼皆宜

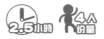

2.5小時　4人份量

材料：

五指毛桃1両、靈芝2錢、百合1両、蜜棗3粒、陳皮1片、豬肺1副

製法：

（1）豬肺沖水、洗淨、切件、汆水備用；

（2）其他材料分別洗淨；

（3）全部材料以清水3公升煲2.5小時後，略加鹽調味，即可飲湯吃肉。

功效

補肺健脾、寧心安神

徐醫師話你知：

五指毛桃
又名五爪龍、南芪，有健脾益氣、補肺功效，為常用扶正補虛中藥，氣味帶椰子清香，**老幼皆宜**。此湯水每星期可飲用一至兩次，功效更好。

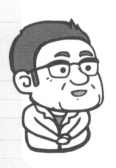

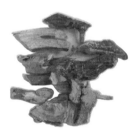

◀ 五指毛桃。

扶正固本

補肺益氣

清熱解表

散寒解表

止咳化痰

通鼻防敏

理氣平喘

潤膚美白

開聲利咽

通腑整腸

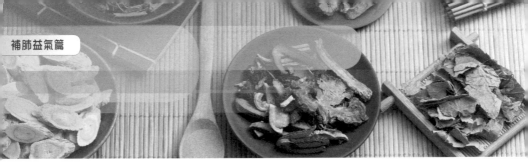

19
牛蒡銀杏豬腰湯

季節：口春天　口夏天　口秋天　口冬天　☑四季
適宜：口日常保健　口針對症狀　☑老幼皆宜

 2小時

 4人份量

材料：

牛蒡1兩、淮山5錢、銀杏20粒、蜜棗2粒、粟米2個，豬腰1隻

製法：

（1）銀杏去殼、除衣；
（2）其他材料分別洗淨；
（3）全部材料以清水3公升煲2小時後，即可飲用。

扶正固本
補肺益氣
清熱解表
散寒解表
止咳化痰
通鼻防敏
理氣平喘
潤膚美白
開聲利咽
通腑整腸

功效

健脾補肺、助長吸收

徐醫師話你知：

銀杏 又名白果，有補肺補腦功效，可常作菜餚、湯料或糖水材料使用。此湯水**老幼皆宜**，每星期可飲用一至兩次功效更好。

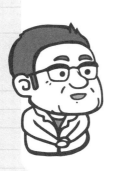

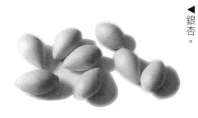

◀ 銀杏。

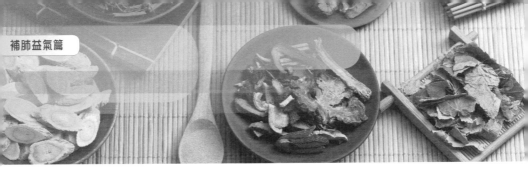

20

花旗參無花果清雞湯

季節：□春天　□夏天　□秋天　□冬天　☑四季
適宜：☑日常保健　□針對症狀　□老幼皆宜

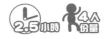

材料：

花旗參3錢、無花果5粒、南北杏3錢、陳皮1片、雞1隻

製法：

（1）雞劏好、洗淨、汆水備用；

（2）其他材料分別洗淨；

（3）全部材料以清水3公升煲2.5小時，即可飲用。

扶正固本

補肺益氣

清熱解表

散寒解表

止咳化痰

通鼻防敏

理氣平喘

潤膚美白

開聲利咽

通腑整腸

功效

補肺益氣、補虛強壯

徐醫師話你知：

花旗參

有清熱、生津、益氣功效，與雞一同作湯料，可以中和雞湯的溫燥。如果想做到良好效果，花旗參最好較後放，大概煲至一個半小時後才放入。適合體虛、易上火的人士飲用，每星期飲用一次，功效更好。

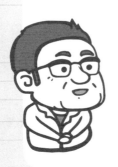

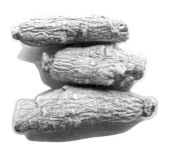

◀ 花旗參。

59

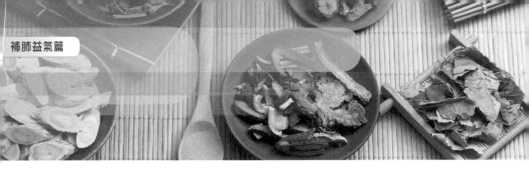

21 虎乳靈芝淮山百合豬肺湯

季節：□春天　□夏天　□秋天　□冬天　☑四季
適宜：□日常保健　□針對症狀　☑老幼皆宜

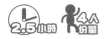

材料：

虎乳靈芝5錢、淮山5錢、百合1両、陳皮1片、蜜棗2
粒、紅蘿蔔1個、豬肺1副

製法：

（1）豬肺沖水洗淨、切件、汆水備用；
（2）其他材料分別洗淨；
（3）全部材料以清水3公升煲2.5小時，即可飲湯吃肉。

扶正固本

補肺益氣

清熱解表

散寒解表

止咳化痰

通鼻防敏

理氣平喘

潤膚美白

開聲利咽

通腑整腸

功效

補肺強肺、潤肺健脾

徐醫師話你知：

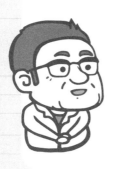

虎乳靈芝 為常用補肺強肺中藥材，療效好，常用作湯水材料，**老幼皆宜**，對於一切肺病人士皆可使用。此湯水可作保健強肺，每星期飲用一至兩次，功效更好。

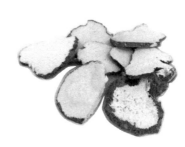

◀ 虎乳靈芝。

三、清熱解表篇

　　中醫學把**外感分為風寒、風熱、暑濕、虛人感冒等四種**，因應感受的邪氣不同、病情體徵的分別作出分型。當然治療同一症型的病人，亦要按照病者當時的症狀加減用藥，切忌一成不變。調護病者也要辨證施護，成效才能達到！

　　風寒型感冒 常見惡寒發熱、四肢不溫、頭痛、周身骨痛、流鼻水、打噴嚏、喉嚨痛、胃口差、大便稀溏及泄瀉等。治療宜辛溫解表，祛風散寒。日常生活中，可常用生薑、紫蘇、蔥白及白胡椒等食材，有助疏散風寒。如初起風寒感冒時，可用3至4片生薑，用1碗水，煲10分鐘，趁熱飲可避風寒。見出少少汗之後，會有明顯紓緩症狀不適的作用。當然這個方法只屬於急救紓緩，有病症還是要求醫就診，免得把病情拖長，影響生活。

　　風熱型感冒 常見發熱惡風為主，惡寒較輕、咽喉腫痛、口乾、鼻涕黃稠、痰稠色黃及大便乾結。治療以辛涼清熱、發散解表。忌食煎炒、燥熱、辛辣，要多飲水、多食蔬菜有助康復。長輩亦喜歡利用刮痧、拔罐等方法助以透邪，使身體更快復原。坊間一些銀翹散、桑菊飲等中成藥，也是被經常廣泛應用，功效亦十分理想。

　　暑濕型感冒 常見痾嘔肚痛、腹瀉、神疲乏力、四肢困重、頭重如裹等病徵。治療宜化濕消暑、調和脾胃，常用的中成藥以藿香正氣水的療效甚好，廣為人知。

　　虛人感冒 泛指正氣不足、反覆發病、病徵特微、病情持續久長，偏以老人、婦女、幼兒及長期病患者多見。治療及調護時不可單一著重發散，否則愈散愈虛。要按照病人所虛，結合扶正中藥，療程亦需要相對延長，要有恒心、堅持有信心，必定能把問題解決。

22

魚腥草紫蘇解表茶

季節：☐春天　☐夏天　☐秋天　☐冬天　☑四季

適宜：☐日常保健　☑針對症狀　☐老幼皆宜

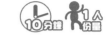

材料：

魚腥草3錢、紫蘇葉3錢、甘草2錢

製法：

（1）全部材料略洗；

（2）以滾水250毫升浸泡10分鐘，即可飲用。

功效

疏風解表、清肺止咳

徐醫師話你知：

此茶方 具有清肺排毒、疏風止痕的功效。對於**外感初起、咳嗽、喉嚨痕的人士**，可作泡茶飲用。每日沖泡一杯，連續飲用兩至三天，功效更好。

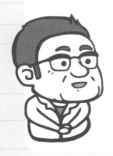

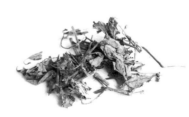

◄ 魚腥草。

扶正固本

補肺益氣

清熱解表

散寒解表

止咳化痰

通鼻防敏

理氣平喘

潤膚美白

開聲利咽

通腑整腸

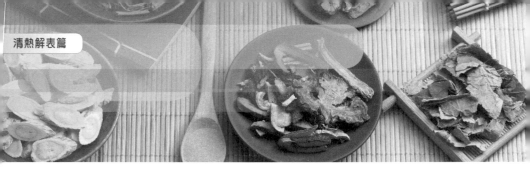

23 薄荷甘草茶

季節：□春天　□夏天　□秋天　□冬天　☑四季
適宜：□日常保健　☑針對症狀　□老幼皆宜

材料：

薄荷葉2錢、甘草2錢

製法：

（1）全部材料略洗；
（2）以滾水250毫升浸泡3分鐘後，即可飲用。

功效

清熱解表、利喉通竅

徐醫師話你知：

此茶方

材料簡單，薄荷葉新鮮或者乾品均可。**風熱初**起出現**咽喉腫痛、面紅身熱、口乾人士**，可飲用一至兩天，功效更好。

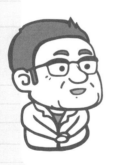

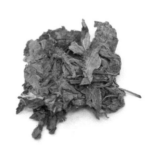

◄ 薄荷葉。

扶正固本

補肺益氣

清熱解表

散寒解表

止咳化痰

通鼻防敏

理氣平喘

潤膚美白

開聲利咽

通腑整腸

65

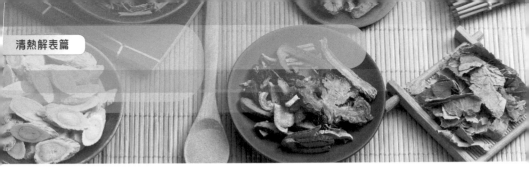

24 桑葉銀菊花茶

季節：口春天　口夏天　口秋天　口冬天　☑四季
適宜：口日常保健　☑針對症狀　口老幼皆宜

材料：

冬桑葉3錢、金銀花2錢、菊花3錢、甘草3片

製法：

（1）全部材料略洗；
（2）以滾水500毫升沖泡10分鐘，即可飲用。

扶正固本
補肺益氣
清熱解表
散寒解表
止咳化痰
通鼻防敏
理氣平喘
潤膚美白
開聲利咽
通腑整腸

功效

清熱解毒、疏風清肺

徐醫師話你知：

此茶方 適合患上**外感風熱、咽喉腫痛、眼屎多、口苦口乾的人士**，代茶水飲用一至兩天，有改善功效。

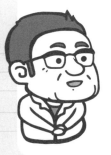

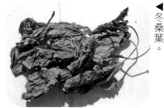

◀ 冬桑葉。

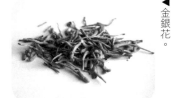

◀ 金銀花。

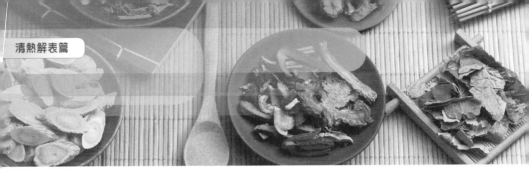

25

芥菜生薑肉片湯

季節：□春天　□夏天　□秋天　□冬天　☑四季
適宜：□日常保健　☑針對症狀　□老幼皆宜

材料：

芥菜1斤、生薑3片、豬肉片4両

製法：

（1）材料洗淨、芥菜切斷；
（2）全部材料以水2公升煲1小時，略加鹽調味，即可
　　　飲湯吃肉。

功效

清熱生津、健脾開胃

徐醫師話你知：

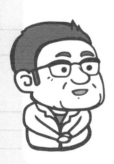

芥菜

有清熱生津作用，加豬肉生薑一同煲湯，對**初起風熱感冒人士**有紓緩不適的作用。

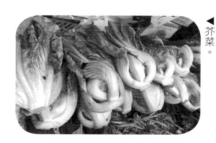

◀ 芥菜。

扶正固本

補肺益氣

清熱解表

散寒解表

止咳化痰

通鼻防敏

理氣平喘

潤膚美白

開聲利咽

通腑整腸

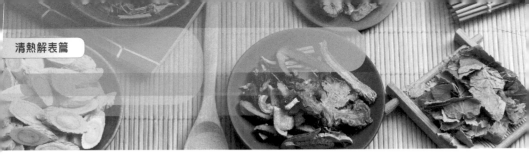

26

野葛菜解熱生魚湯

季節：□春天　☑夏天　□秋天　□冬天　□四季
適宜：□日常保健　☑針對症狀　□老幼皆宜

材料：

野葛菜半斤、生魚1條、生薑3片、淮山5片、茨實1両

製法：

（1）生魚劏好、洗淨備用；

（2）其他材料分別洗淨；

（3）先把生魚和生薑落鑊略煎至金黃，加滾水3公升，加入
其他材料一同慢火煎煮2小時，略加鹽調味，即可飲湯
吃肉。

扶正固本
補肺益氣
清熱解表
散寒解表
止咳化痰
通鼻防敏
理氣平喘
潤膚美白
開聲利咽
通腑整腸

功效

清熱去濕、退骨火

徐醫師話你知：

外感初起 或熬夜失眠，往往容易引起周身

骨痛、頸肩背痛這些症狀。飲用此湯水有助**紓緩肩頸部不適、疏風紓緩感冒**作用。

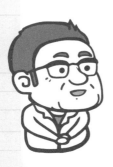

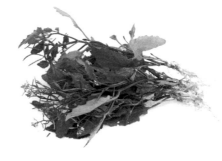

◀ 野葛菜。

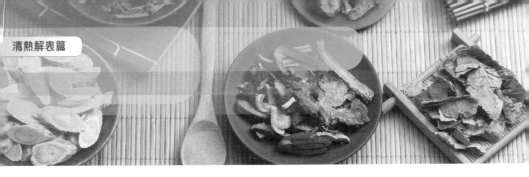

27 蘆根清肺湯

季節：□春天　☑夏天　□秋天　□冬天　□四季
適宜：□日常保健　☑針對症狀　□老幼皆宜

材料：

蘆根1両、百合2両、蜜棗3粒、瘦肉4両

製法：

（1）全部材料分別洗淨；
（2）以水2公升煲1小時，即可飲用。

扶正固本

補肺益氣

清熱解表

散寒解表

止咳化痰

通鼻防敏

理氣平喘

潤膚美白

開聲利咽

通腑整腸

功效

清熱生津、潤肺利咽

徐醫師話你知：

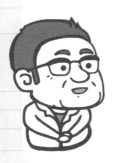

蘆根

為蘆葦的根莖，有清熱生津功效，配合百合可潤肺、寧心安神。一同用作煲湯，味道甘淡，**改善咽喉不適**。每星期飲用一至兩次，效果更好。

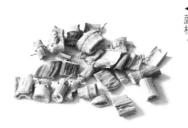

◀
蘆根。

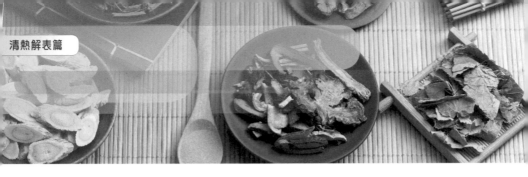

28

三根茶

季節：□春天　☑夏天　□秋天　□冬天　□四季
適宜：□日常保健　☑針對症狀　□老幼皆宜

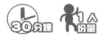

材料：

板藍根3錢、崗梅根3錢、葛根5錢、甘草3片

製法：

（1）全部材料分別洗淨；
（2）以清水6碗煲30分鐘，即可飲用。

扶正固本

補肺益氣

清熱解表

散寒解表

止咳化痰

通鼻防敏

理氣平喘

潤膚美白

開聲利咽

通腑整腸

功效

清熱利咽、生津解肌、涼血退疹

徐醫師話你知：

板藍根、**崗梅根及葛根**此三種

中藥為著名治療外感的常用中藥。性質寒涼，不適合虛寒體質人士飲用，對於**外感風熱、咽喉腫痛、皮疹痕癢紅腫**人士較為適宜。可連續飲用一至兩天功效更好。

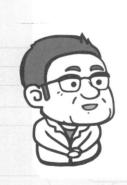

▶板藍根。

▶葛根。

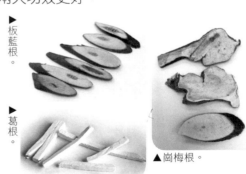

▲崗梅根。

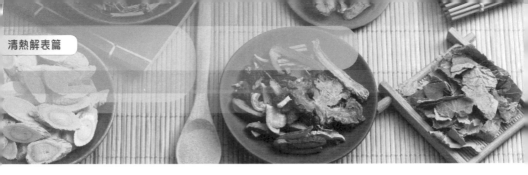

29

桑杏陳皮瘦肉湯

季節：□春天　□夏天　☑秋天　□冬天　□四季
適宜：□日常保健　☑針對症狀　□老幼皆宜

材料：

桑葉3錢、北杏2錢、陳皮1片、瘦肉4両、蜜棗3粒

製法：

（1）全部材料分別洗淨；
（2）以清水2公升煲1小時後，即可飲用。

扶正固本

補肺益氣

清熱解表

散寒解表

止咳化痰

通鼻防敏

理氣平喘

潤膚美白

開聲利咽

通腑整腸

功效

清肺止咳、理氣化痰

徐醫師話你知：

桑葉 具清肺、清肝熱功效，適用於**肺熱咳嗽或肝熱眼紅腫痛不適症狀**。乾品用3錢，若用鮮品可用1-2兩。症見肺熱咳嗽、痰黃質稠厚，每星期飲用兩至三次，功效更好。

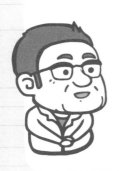

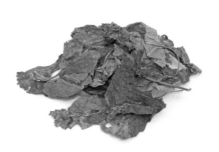

◀ 桑葉。

77

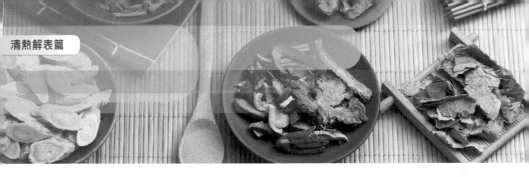

30

白菜仔豆腐肉片湯

季節：□春天　☑夏天　□秋天　□冬天　□四季
適宜：□日常保健　☑針對症狀　□老幼皆宜

材料：

白菜仔1斤、豆腐1件、肉片4両、生薑3片

製法：

（1）全部材料分別洗淨；
（2）以清水2公升煲1小時後，即可飲用。

扶正固本

補肺益氣

清熱解表

散寒解表

止咳化痰

通鼻防敏

理氣平喘

潤膚美白

開聲利咽

通腑整腸

功效

清熱生津、健胃消滯

徐醫師話你知：

此湯水

有清肺化痰、開胃消滯的功效，對於**外感**初起、經常進食煎炒燥熱、口苦口乾、大便燥結的人士，每星期可飲用一至兩次，功效更好。

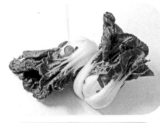

◀ 白菜。

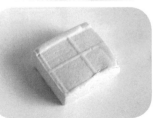

◀ 豆腐。

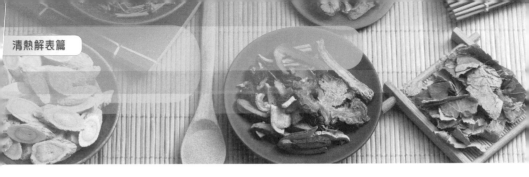

31 石上柏羅漢果茶

季節：□春天　□夏天　☑秋天　□冬天　□四季
適宜：☑日常保健　□針對症狀　□老幼皆宜

材料：

石上柏3錢、羅漢果1/3個果殼、陳皮1片

製法：

（1）全部材料略洗；
（2）以滾水500毫升浸泡10分鐘後，即可飲用。

功效

清肺化痰、生津止咳

徐醫師話你知：

石上柏

有清肺抗癌功效，配合羅漢果、陳皮潤肺、理氣、化痰止咳，**老幼皆宜，男女合用**，可作每天茶水代茶飲用。

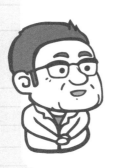

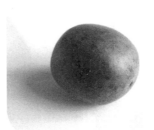

◀ 羅漢果。

扶正固本

補肺益氣

清熱解表

散寒解表

止咳化痰

通鼻防敏

理氣平喘

潤膚美白

開聲利咽

通腑整腸

四、散寒解表篇

散寒解表，顧名思義有發散寒氣、解除表證的意思。四時節氣，寒溫交替，當人體正氣下降，或轉變異常便容易致人於病。感受風寒常見於冬季，但其他季節皆可發生。因為四周室內冷氣常開，溫度又低，持續在寒冷的環境下活動，容易耗損陽氣，受外邪侵襲。故此外出當風時，多帶件外衣避避風寒，有助減少傷風感冒發生。

外邪，可包括風、寒、暑、濕、燥、火統稱六淫，是六種外感病邪的統稱。不同邪氣具有不同特質，故出現的病症也有所不同，例如風性主動、易犯陽位、善行數變，易夾邪侵犯人體；寒性收引，易損陽氣、主痛等這些現象，風可夾寒也可夾熱同時傷人，常見的風寒感冒或風熱感冒便是如此。

本篇散寒解表，主要是風寒外邪侵襲人體，由皮膚進入，停留於肌表，阻礙體表經絡氣血流通，出現頭身痛、惡寒發熱、鼻水噴嚏、咳嗽、痰白清稀、四肢冷，易引起消化不良、泄瀉等症。**治療宜利用有辛溫發散的中藥**，作疏散邪氣，把留戀在身體的邪氣從汗出而引走，使之能藥到病除，避免病情傳裏，加重病情。

生活食材當中，很多都有助發散風寒，如薑、蔥、蒜、辣椒、胡椒等，但要懂得利用，用得及時，控制好份量才會有效。生活當中運用熱水泡腳、適量運動發汗、拍打療法、溫灸、拔罐、刮痧等療法均有幫助。可以內外雙合，提升療效。

32

大蒜生薑散寒湯

季節：□春天　□夏天　□秋天　☑冬天　□四季

適宜：□日常保健　☑針對症狀　□老幼皆宜

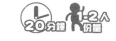

材料：

大蒜1個、生薑4片、豬肉片2両

製法：

（1）全部材料分別洗淨；

（2）以清水1公升大火煮至水滾後收中慢火，煲20分鐘後，即可飲用。

功效

祛風散寒、健脾暖胃

徐醫師話你知：

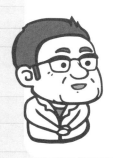

此湯水

製作簡單，對於初起風寒感冒、惡寒肢冷、消化不良，可飲用一至兩天。**口苦口乾、上火熱氣人士不宜飲用。**

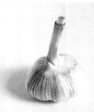

◀大蒜。

扶正固本

補肺益氣

清熱解表

散寒解表

止咳化痰

通鼻防敏

理氣平喘

潤膚美白

開聲利咽

通腑整腸

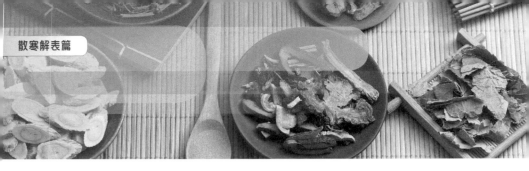

33

疏風生薑蔥白湯

季節：☐春天　☐夏天　☐秋天　☑冬天　☐四季
適宜：☐日常保健　☑針對症狀　☐老幼皆宜

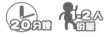

材料：

生薑5片、蔥白3段、肉片2両

製法：

（1）蔥白洗淨、切粒備用；
（2）其他材料分別洗淨；
（3）全部材料以清水1公升大火煮至水滾後，收中慢火
　　　煲20分鐘後，即可飲用。

扶正固本

補肺益氣

清熱解表

散寒解表

止咳化痰

通鼻防敏

理氣平喘

潤膚美白

開聲利咽

通腑整腸

功效

祛風散寒、通鼻塞、止頭痛

徐醫師話你知：

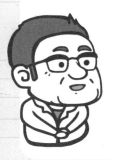

此湯水

具祛風散寒功效，有發汗解表之功，對**初起感冒、頭痛、鼻塞有紓緩不適**作用，可連續飲用一至兩天功效更好。

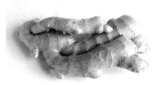

◀ 生薑。

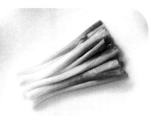

◀ 蔥白。

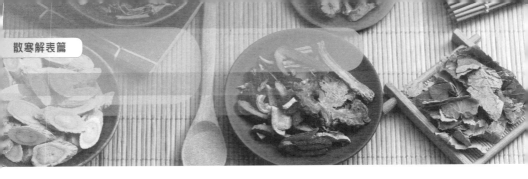

34
川芎白芷炙甘草茶

季節：□春天　□夏天　□秋天　☑冬天　□四季
適宜：□日常保健　☑針對症狀　□老幼皆宜

材料：

川芎2錢、白芷2錢、炙甘草3片、紅糖適量

製法：

（1）全部材料洗淨；
（2）以滾水250毫升浸泡5分鐘後，加紅糖調味即可飲
　　　用。

扶正固本

補肺益氣

清熱解表

散寒解表

止咳化痰

通鼻防敏

理氣平喘

潤膚美白

開聲利咽

通腑整腸

功效

祛風止暈、通竅止痛

徐醫師話你知：

此茶水 製作簡單，有通鼻塞、止頭痛、驅頭風、止頭暈作用，**對風寒感冒初起，常見頭痛、頭暈、鼻塞者**，可連續飲用一至兩天。

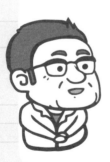

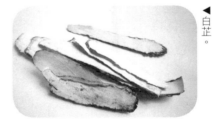

◀ 白芷。

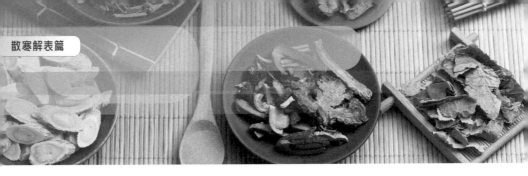

35

紫蘇生薑紅糖茶

季節：□春天　□夏天　□秋天　☑冬天　□四季
適宜：□日常保健　☑針對症狀　□老幼皆宜

材料：

紫蘇葉3片、生薑3片、紅糖適量

製法：

（1）全部材料洗淨；
（2）以滾水250毫升浸泡5分鐘後，加糖調味即可飲
　　　用。

扶正固本｜補肺益氣｜清熱解表｜**散寒解表**｜止咳化痰｜通鼻防敏｜理氣平喘｜潤膚美白｜開聲利咽｜通腑整腸

功效

祛風散寒、調和腸胃不適

徐醫師話你知：

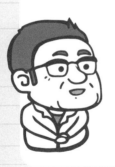

紫蘇葉 疏風散寒及解魚蟹毒（食海鮮後皮膚或腸胃過敏），有調和腸胃的功效。因**風寒感冒初起、咽喉痕癢、腹痛泄瀉**，可連續飲用此茶方一至兩天，紓緩不適。

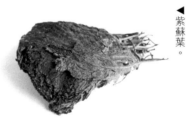

◀ 紫蘇葉。

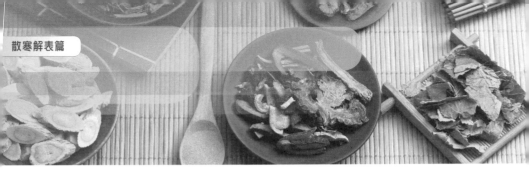

36

藿香神曲和胃茶

季節：☑春天　□夏天　□秋天　□冬天　□四季

適宜：□日常保健　☑針對症狀　□老幼皆宜

材料：

藿香2錢、神曲1個、生薑2片

製法：

（1）神曲打碎，備用；

（2）全部材料一同用滾水250毫升浸泡10分鐘後，即可飲用。

扶正固本

補肺益氣

清熱解表

散寒解表

止咳化痰

通鼻防敏

理氣平喘

潤膚美白

開聲利咽

通腑整腸

功效

芳香化濕、祛風和胃

徐醫師話你知：

感冒風寒

有時會出現嘔吐、泄瀉、食慾不振及消化不良的現象，主因寒邪傷弱人體陽氣，可用此茶方代茶飲用，有助改善不適。

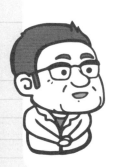

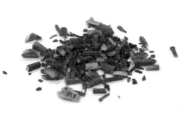

◀ 藿香。

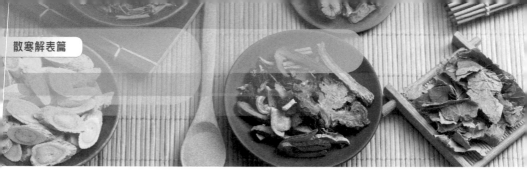

37
荊芥防風解表茶

季節：□春天　□夏天　□秋天　□冬天　☑四季
適宜：□日常保健　☑針對症狀　□老幼皆宜

材料：

荊芥3錢、防風3錢、白芷2錢、甘草2錢

製法：

（1）全部材料沖水洗淨；
（2）以滾水250毫升浸泡5分鐘後，即可飲用。

扶正固本　補肺益氣　清熱解表　**散寒解表**　止咳化痰　通鼻防敏　理氣平喘　潤膚美白　開聲利咽　通腑整腸

功效

祛風散寒、通竅止痛

徐醫師話你知：

荊芥 和**防風**為外感風寒常用的中草藥，配合白芷**有助通鼻塞，紓緩前額痛不適**，效果理想。可用此方作代茶飲用，紓緩不適。

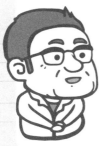

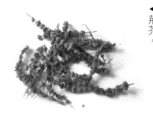
◀ 荊芥。

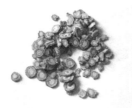
◀ 防風。

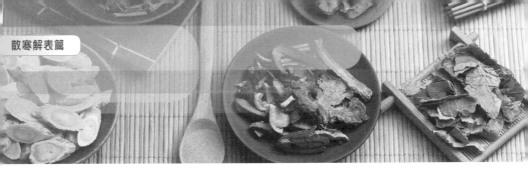

38

葛根解肌薑棗茶

季節：□春天　□夏天　□秋天　□冬天　☑四季

適宜：□日常保健　☑針對症狀　□老幼皆宜

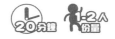

材料：

葛根5錢、生薑3片、大棗4粒

製法：

（1）全部材料沖水洗淨；

（2）以清水750毫升煲20分鐘後，即可飲用。

扶正固本

補肺益氣

清熱解表

散寒解表

止咳化痰

通鼻防敏

理氣平喘

潤膚美白

開聲利咽

通腑整腸

功效

祛風散寒、生津、紓緩周身骨痛

徐醫師話你知：

外感風寒

、寒邪侵襲肌表、邪氣阻塞經絡，引致頭痛、周身骨痛，可用此方代茶飲用，有助**紓緩感冒**、**解除肌肉疼痛**不適。

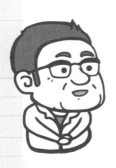

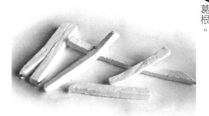

◀ 葛根。

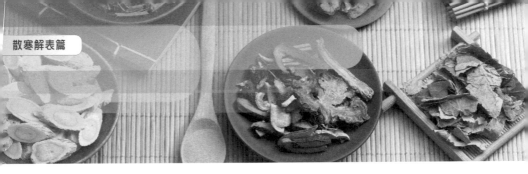

39

川貝止咳生薑蜜

季節：□春天　□夏天　☑秋天　□冬天　□四季
適宜：□日常保健　☑針對症狀　□老幼皆宜

材料：

川貝1錢、生薑3片、蜜糖適量

製法：

（1）川貝打粉(可請中藥店代勞)，備用；
（2）以清水500毫升，加薑煲15分鐘後，再加入川貝，
　　　以蜜糖調味即可飲用。

扶正固本

補肺益氣

清熱解表

散寒解表

止咳化痰

通鼻防敏

理氣平喘

潤膚美白

開聲利咽

通腑整腸

功效

祛風散寒、止咳平喘

徐醫師話你知：

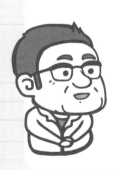

川貝 有止咳化痰的功效，味道帶苦，不宜過量使用。配合生薑，有助祛風散寒，**紓緩風寒感冒及咳嗽痰多的症狀**發生。連續飲用一至兩天，功效更好。

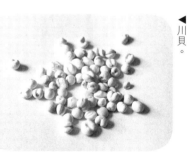

◀ 川貝。

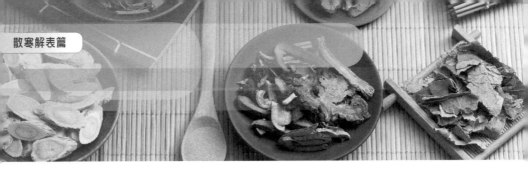

40

桂枝散寒大棗茶

季節：口春天　口夏天　口秋天　☑冬天　口四季
適宜：口日常保健　☑針對症狀　口老幼皆宜

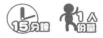

材料：

桂枝2錢、紫蘇葉3片、大棗3粒、甘草2片

製法：

（1）全部材料沖水洗淨；
（2）以水500毫升煲15分鐘後，即可飲用。

扶正固本

補肺益氣

清熱解表

散寒解表

止咳化痰

通鼻防敏

理氣平喘

潤膚美白

開聲利咽

通腑整腸

功效

祛風散寒、補虛扶正

徐醫師話你知：

桂枝 有散寒、通陽氣、止痛的功效，對於**外感風寒、四肢不溫**，以及**身體虛弱易出汗的人士**，飲用此茶方一至兩天，有助紓緩不適。

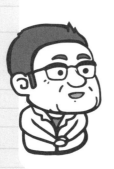

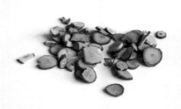

◀ 桂枝。

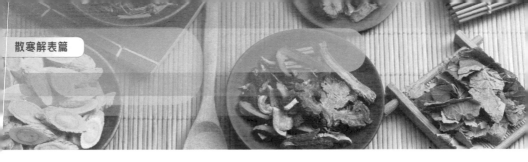

41

胡椒瘦肉葱花粥

季節：□春天　□夏天　□秋天　☑冬天　□四季
適宜：□日常保健　☑針對症狀　□老幼皆宜

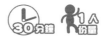

材料：

白胡椒少量、瘦肉2両、葱2條、生薑3片、白米1/3碗

製法：

（1）葱切粒、生薑切絲，備用；

（2）把米洗淨，加水1.5公升及豬肉，大火煲至水滾後
　　　收中慢火；

（3）放入胡椒煮至變成稀粥(約30分鐘)；

（4）最後灑上葱粒、薑絲，即可食用。

功效

驅風解表、健脾開胃

徐醫師話你知：

白胡椒
有驅風健胃的功效。煮粥時加入一些薑、蔥及胡椒，有健脾益氣、祛風散寒的功效。**風寒感冒者**可用作紓緩症狀不適，連續食用一至兩天，效果更好。

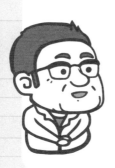

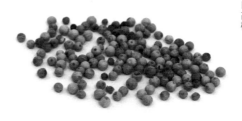

▲ 白胡椒。

五、止咳化痰篇

肺臟當受病邪所傷後，影響肺臟清肅下降及通調水道的功能，停留在肺的津液經過代謝後未能帶走，聚積成痰，不但會引致咽喉不適，還會刺激氣管引發咳嗽。

痰又可再分為風痰、寒痰、熱痰、燥痰、濕痰等等。特徵如下：

風痰特徵：泡多

寒痰特徵：色白、質稀

熱痰特徵：色黃綠、質稠

燥痰特徵：量少如米粒、質黏難咯、咽乾，秋冬季節多見

濕痰特徵：色透明、質稀、量多如同口水

咳亦可分為寒咳、熱咳、燥咳、虛咳、實咳、過敏性咳等等。特徵如下：

寒咳：遇寒冷時加重，夜間較日間明顯，常伴惡寒、四肢冷、腹瀉等。

熱咳：遇進食辛辣燥熱食品後加重，日間較明顯，常伴面紅身熱、咽喉腫痛、口乾、大便硬等。

燥咳：多因秋冬季節引起，或經常飲食燥熱或年長的人士有陰虛體質都會發生。一般症狀為乾咳、無痰或少痰、鼻乾、聲音沙啞。

虛咳：一般指肺虛咳嗽，可因大病過後身體變虛，感冒、肺炎過後及年幼或年長人士多見。以咳嗽、氣促、氣喘、語聲低、少氣懶言為主症。

實咳：因感受外邪侵襲、肺臟邪正鬥爭所產生的咳嗽現象。咳聲重濁有力，頻密發生。

過敏性咳：多因病後氣管變虛弱，容易受到環境溫度、濕度、氣味、塵蟎、空氣懸浮粒子、化學氣體等刺激所致，多見為咽喉痕癢引發咳嗽。

要有效改善咳嗽痰多症狀，必先確定清楚患者的咳嗽屬哪種情況才可對症下藥。所以中醫學有云：「五臟六腑皆令人咳，非獨肺也！」，還有「入門問咳嗽，醫生眉頭皺」這些講法。

42

枇杷葉羅漢果瘦肉湯

季節：□春天　□夏天　☑秋天　□冬天　□四季
適宜：□日常保健　☑針對症狀　□老幼皆宜

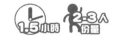

1.5小時　2-3人份量

材料：
枇杷葉3錢、羅漢果殼1/3個、南北杏3錢、蜜棗3粒、瘦肉半斤

製法：
（1）全部材料分別洗淨；
（2）以清水2公升煲1.5小時後，即可飲用。

功效

潤肺止咳、開聲利咽

徐醫師話你知：

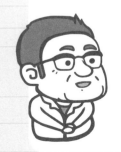

枇杷葉 具止咳化痰之功，**羅漢果**甘潤生津，結合為用，具有止咳、潤肺化痰的功效。對於**乾咳、喉沙、痰少、痰黏人士**，每星期可飲用一至兩次，功效更好。

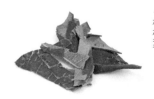

◀ 枇杷葉。

扶正固本
補肺益氣
清熱解表
散寒解表
止咳化痰
通鼻防敏
理氣平喘
潤膚美白
開聲利咽
通腑整腸

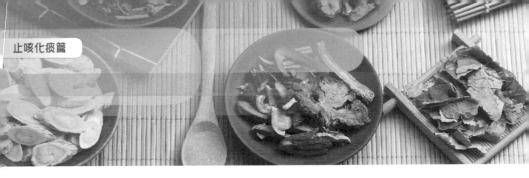

43
龍脷葉蘋果潤肺湯

季節：□春天　☑夏天　□秋天　□冬天　□四季
適宜：☑日常保健　☑針對症狀　□老幼皆宜

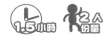

材料：

龍脷葉5錢(鮮品2両)、蘋果2個、南北杏3錢、陳皮1片

製法：

（1）蘋果去皮、芯，切件洗淨備用；
（2）其他材料分別洗淨；
（3）全部材料以清水2公升煲1.5小時後，即可飲用。

功效

潤肺止咳、甘潤生津

徐醫師話你知：

龍脷葉 潤肺止咳，在街市可買到鮮品，而乾品可在藥材鋪購買。生活常作湯水茶飲，對**乾咳、久咳人士**，每星期可以飲用一至兩次功效更好，老幼皆宜。

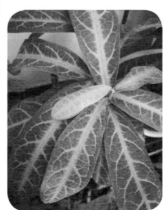

◀ 龍脷葉。

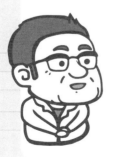

扶正固本

補肺益氣

清熱解表

散寒解表

止咳化痰

通鼻防敏

理氣平喘

潤膚美白

開聲利咽

通腑整腸

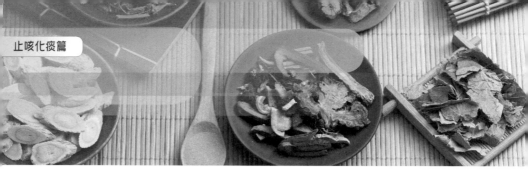

44

冬桑葉雙杏瘦肉湯

季節：口春天　☑夏天　口秋天　口冬天　口四季
適宜：口日常保健　☑針對症狀　☑老幼皆宜

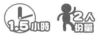

材料：

桑葉3錢、南北杏3錢、蜜棗2粒、陳皮1片、瘦肉4両

製法：

（1）全部材料分別洗淨；
（2）以清水2公升煲1.5小時後，即可飲用。

扶正固本
補肺益氣
清熱解表
散寒解表
止咳化痰
通鼻防敏
理氣平喘
潤膚美白
開聲利咽
通腑整腸

功效

清肺解熱、化痰止咳

徐醫師話你知：

桑葉 有清肝熱、清肺熱的功效，對**口乾、口苦、眼紅、眼熱症狀**的人士，每星期可飲用一至兩次，**老幼皆宜**。如有鮮品可用1至2両。

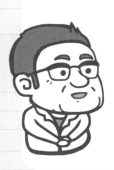

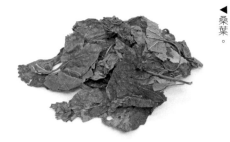

▲桑葉。

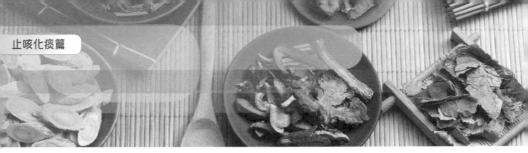

45

冬瓜百合清肺湯

季節：□春天　☑夏天　□秋天　□冬天　□四季

適宜：☑日常保健　□針對症狀　☑老幼皆宜

材料：

冬瓜1斤、百合2両、淮山5片、蜜棗3粒、陳皮1片、豬
脹半斤

製法：

（1）冬瓜洗淨、切件、去囊備用；

（2）其他材料分別洗淨；

（3）全部材料以清水3公升煲2小時後，即可飲湯吃
　　　肉。

扶正固本

補肺益氣

清熱解表

散寒解表

止咳化痰

通鼻防敏

理氣平喘

潤膚美白

開聲利咽

通腑整腸

功效

清肺化痰、潤腸通便

徐醫師話你知：

冬瓜 有清熱消暑、去濕化痰、清肺熱的功效。用作湯水，有助生津止渴、消暑去濕、潤腸通便。每星期可用一至兩次，效果更好。**老幼皆宜。**

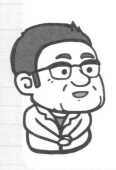

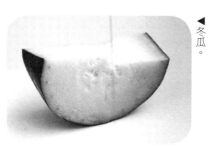

▲冬瓜。

109

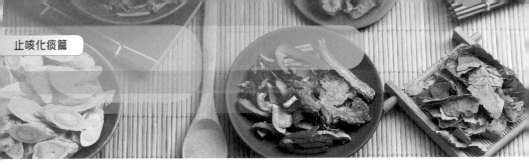

46

百合柿餅鯽魚湯

季節：☑春天　□夏天　□秋天　□冬天　□四季
適宜：□日常保健　☑針對症狀　□老幼皆宜

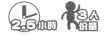

材料：

百合2両、柿餅3個、鯽魚1條、生薑3片、南北杏3錢

製法：

（1）鯽魚劏好、洗淨備用；
（2）其他材料分別洗淨；
（3）先把鯽魚和薑煎至微黃，再加入其他材料及熱水3
　　　公升，一同煲2.5小時後，即可飲用。

功效

補肺潤肺、止咳化痰

徐醫師話你知：

此湯水 有補肺止咳、開胃消滯

的作用，對於**咳嗽、胃納欠佳、消化不良的人士**，每星期可飲用一至兩次，功效更好。

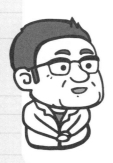

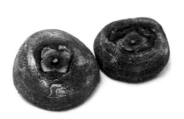

◀ 柿餅。

扶正固本

補肺益氣

清熱解表

散寒解表

止咳化痰

通鼻防敏

理氣平喘

潤膚美白

開聲利咽

通腑整腸

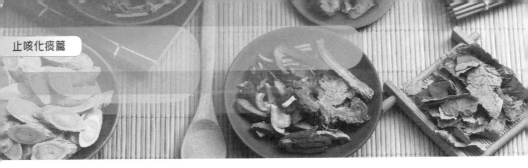

47
川貝雪梨乾百合豬䐒湯

季節：□春天　□夏天　☑秋天　□冬天　□四季
適宜：□日常保健　☑針對症狀　□老幼皆宜

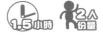

材料：

川貝2錢、雪梨乾1両、陳皮1片、百合1両、蜜棗2粒、
豬䐒4両

製法：

（1）川貝打碎(可請中藥店代勞)；

（2）其他材料分別洗淨；

（3）全部材料以水2公升煲1.5小時後，即可飲用。

扶正固本

補肺益氣

清熱解表

散寒解表

止咳化痰

通鼻防敏

理氣平喘

潤膚美白

開聲利咽

通腑整腸

功效

止咳化痰、生津潤燥

徐醫師話你知：

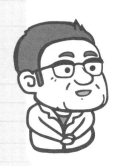

川貝 有止咳化痰功效，配合**雪梨乾**潤肺止咳，適合於**秋季天氣乾燥、口乾、聲音沙啞及經常咳嗽的人士**飲用。每星期可飲用一至兩次，功效更好。

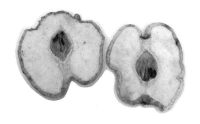

◀雪梨乾。

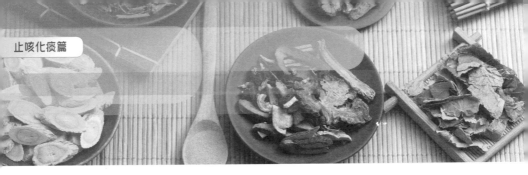

48

老黃瓜雙杏豬脹湯

季節：☑春天　□夏天　□秋天　□冬天　□四季
適宜：☑日常保健　☑針對症狀　□老幼皆宜

材料：

老黃瓜1個、南北杏3錢、蜜棗3粒、陳皮1片、豬脹半斤

製法：

（1）老黃瓜洗淨、切件、去囊備用；
（2）其他材料分別洗淨；
（3）全部材料以水3公升煲2小時後，即可飲用。

功效

健脾化痰、理氣止咳

徐醫師話你知：

此湯水 有清肺潤腸、止咳化痰功效，對於**大便不通、消化不良**的人士，每星期可飲用一至兩次，功效更好。

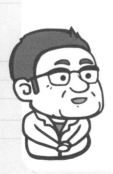

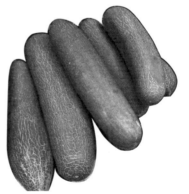

◀ 老黃瓜。

扶正固本

補肺益氣

清熱解表

散寒解表

止咳化痰

通鼻防敏

理氣平喘

潤膚美白

開聲利咽

通腑整腸

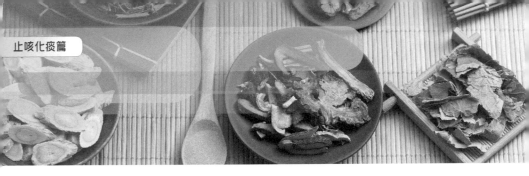

49

白蘿蔔銀杏清肺湯

季節：☑春天　□夏天　□秋天　□冬天　□四季

適宜：☑日常保健　□針對症狀　□老幼皆宜

材料：

白蘿蔔1個、銀杏20粒、陳皮1片、蜜棗3粒、豬脹半斤

製法：

（1）白蘿蔔洗淨、去皮、切件，銀杏去殼、去衣，備用；

（2）其他材料分別洗淨；

（3）全部材料以清水3公升煲2小時後，即可飲用。

扶正固本
補肺益氣
清熱解表
散寒解表
止咳化痰
通鼻防敏
理氣平喘
潤膚美白
開聲利咽
通腑整腸

功效

清肺化痰、消食開胃

徐醫師話你知：

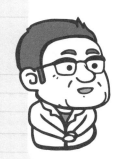

白蘿蔔有清肺熱、助消化的功效，對肺熱咳嗽、口氣、大便不通、消化不良的人士，可常作生活食材。**銀杏**具有補肺功效，與白蘿蔔結合為用，有補肺清熱的功效，適合**肺熱咳嗽的人士**飲用。每星期可飲用一至兩次，功效更好。

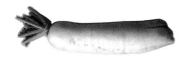

▲白蘿蔔。

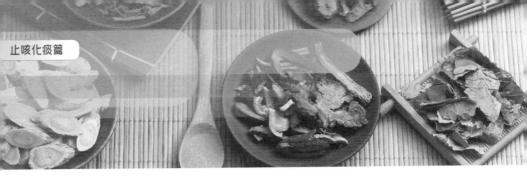

50

紫蘇肉片湯

季節：□春天　□夏天　□秋天　☑冬天　□四季
適宜：□日常保健　☑針對症狀　□老幼皆宜

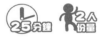

材料：

紫蘇葉3錢、豬肉片4両、生薑3片

製法：

（1）豬肉及生薑分別洗淨，備用；

（2）以清水1.5公升，先加入豬肉及生薑煲20分鐘，加
　　　入紫蘇葉再煲5分鐘，即可飲用。

扶正固本

補肺益氣

清熱解表

散寒解表

止咳化痰

通鼻防敏

理氣平喘

潤膚美白

開聲利咽

通腑整腸

功效

疏風解表、散寒止咳

徐醫師話你知：

紫蘇葉 疏風散寒，對於**咽喉痕癢、氣管敏感、鼻敏感**的人士有紓緩不適的功效，配以生薑增強散寒之功。對於風寒咳嗽的人士可作湯水飲用，連續飲用一至兩天，功效更好。

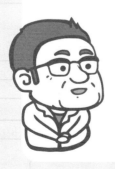
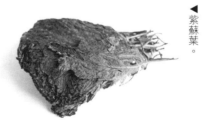

◀ 紫蘇葉。

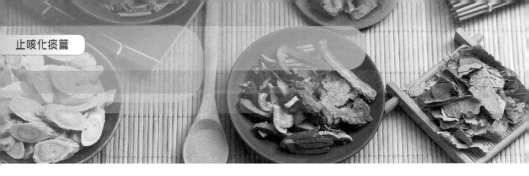

51

沙參梨乾豬脹湯

季節：☐春天　☐夏天　☑秋天　☐冬天　☐四季
適宜：☑日常保健　☐針對症狀　☐老幼皆宜

材料：

沙參5錢、雪梨乾1両、南北杏3錢、陳皮1片、紅蘿蔔1個、豬脹半斤

製法：

（1）全部材料分別洗淨；
（2）以清水3公升煲2小時後，即可飲用。

扶正固本

補肺益氣

清熱解表

散寒解表

止咳化痰

通鼻防敏

理氣平喘

潤膚美白

開聲利咽

通腑整腸

功效

潤肺生津、止咳化痰

徐醫師話你知：

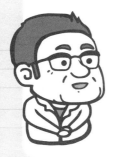

沙參 **及雪梨乾** 味道甘，有生津潤肺功效，對於**咽喉乾涸、肺燥咳嗽、兩脅不適人士，**可作日常湯水飲用。每星期飲用一至兩次，功效更好。

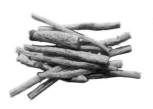

◀ 沙參。

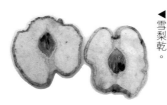

◀ 雪梨乾。

121

六、通鼻防敏篇

大都市空氣質素差，人口密度又高，很多人容易患上鼻敏感的症狀。

每當早上起床時、出入商場、巴士或冷氣大的地方，乞嚏都打個不停！其實是否單單是因為空氣質素差、致敏源的因素，從而導致出現鼻敏感的情況呢？

有幾個問題大家應思考一下：

「如果你身邊患上鼻敏感的兒女，他們在公園遊玩的時候，有沒有流鼻水、打乞嚏呢？還是玩完過後，回到家裏才打乞嚏、流鼻水？」

「在家裏的被窩睡醒之後打乞嚏、流鼻水，出街外活動過後又消失？」

「小時候症狀好明顯，到長大後好似逐漸減少？」

其實這些問題，往往反映出鼻敏感引發的成因並非單純空氣質素差所引起，而是體質因素所導致。中醫有個說法「正氣存內，邪不可干」，當你身體強壯的時候，就算天氣變化再急，溫差變化再大，經常同貓貓狗狗一齊玩都不會有事。

要提升正氣，可透過食療、藥療、按摩、運動、休息等各方面，不是每一個方法都適合你的，要找到一種適合你的方法，還要堅持下去，才能達成目標。否則再好的方法，做了一兩次便放棄，怎樣也不會成功。

52

蘇葉辛荑花甘草茶

季節：□春天　□夏天　□秋天　☑冬天　□四季
適宜：□日常保健　☑針對症狀　□老幼皆宜

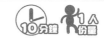

材料：
紫蘇葉3錢、辛荑花2錢、甘草3片

製法：
（1）全部材料沖水洗淨；
（2）以滾水500毫升浸泡10分鐘後，即可飲用。

功效

疏風散寒、疏通鼻竅

徐醫師話你知：

此茶水 適合鼻敏感人士、症狀
見**流鼻水、鼻塞、鼻水
後流、咽癢、咳嗽**。可常作代茶飲用，紓
緩症狀不適。

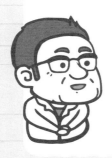

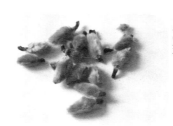

◀辛荑花。

扶正固本｜補肺益氣｜清熱解表｜散寒解表｜止咳化痰｜**通鼻防敏**｜理氣平喘｜潤膚美白｜開聲利咽｜通腑整腸

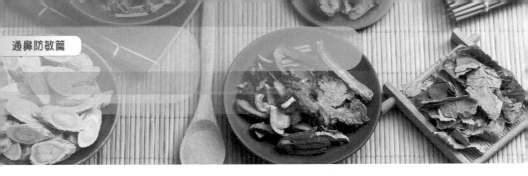

53

川芎炒蒼耳子甘草茶

季節：□春天　□夏天　□秋天　☑冬天　□四季
適宜：□日常保健　☑針對症狀　□老幼皆宜

材料：

川芎2錢、炒蒼耳子2錢、甘草2錢

製法：

（1）材料沖水洗淨；
（2）以滾水500毫升浸泡10分鐘後，即可飲用。

扶正固本

補肺益氣

清熱解表

散寒解表

止咳化痰

通鼻防敏

理氣平喘

潤膚美白

開聲利咽

通腑整腸

功效

疏風活血、疏通鼻竅

徐醫師話你知：

此茶水

適合鼻敏感及頭暈、頭痛人士，經常流鼻水、打噴嚏可常作代茶飲用，紓緩症狀不適。

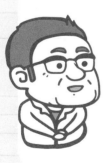

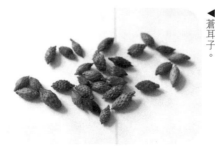

▲蒼耳子。

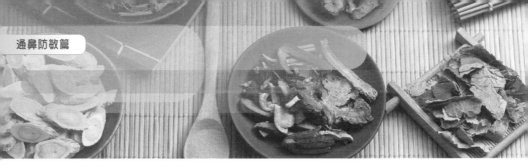

54 五指毛桃白芷豬肺湯

季節：口春天　口夏天　口秋天　口冬天　☑四季
適宜：☑日常保健　口針對症狀　☑老幼皆宜

 3小時
 4人份量

材料：

五指毛桃1両、白芷2錢、北杏3錢、蜜棗2粒、豬肺1副

製法：

（1）豬肺洗淨、切件，備用；
（2）其他材料分別洗淨；
（3）全部材料以清水3公升煲3小時後，即可飲湯吃肉。

扶正固本
補肺益氣
清熱解表
散寒解表
止咳化痰
通鼻防敏
理氣平喘
潤膚美白
開聲利咽
通腑整腸

功效

補肺益氣、疏通鼻竅

徐醫師話你知：

五指毛桃

有健脾益氣補肺功效，對於**肺虛氣弱、消化不良、鼻敏感、氣管敏感患者**，可常用作湯水調理身體。配以豬肺，可增強補肺功效。每星期可飲用一至兩次，功效更好，**老幼皆宜。**

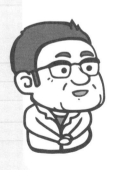

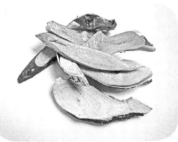

◀ 五指毛桃。

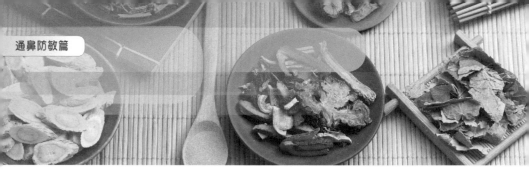

55 鵝不食草蜜棗瘦肉湯

季節：□春天　□夏天　□秋天　□冬天　☑四季
適宜：□日常保健　□針對症狀　☑老幼皆宜

材料：

鵝不食草1両、黨參5錢、蜜棗2粒、瘦肉4両

製法：

（1）全部材料洗淨；
（2）以清水2公升煲1.5小時後，即可飲用。

扶正固本

補肺益氣

清熱解表

散寒解表

止咳化痰

通鼻防敏

理氣平喘

潤膚美白

開聲利咽

通腑整腸

功效

扶正益氣、疏通鼻竅

徐醫師話你知：

鵝不食草是鼻敏感常用的中草藥，療效好，**老幼皆宜**。配合黨參有扶正益氣功效，除**紓緩鼻敏感不適**外，還可強壯體質。每星期飲用一至兩次，功效更好。

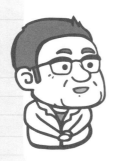

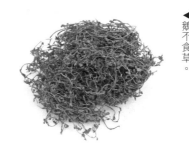

◀ 鵝不食草。

129

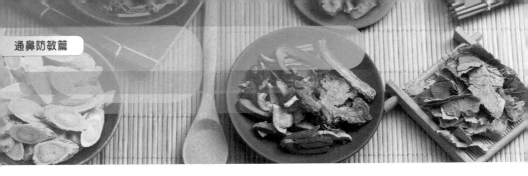

56

黃芪補肺益鼻湯

季節：☐春天　☐夏天　☐秋天　☐冬天　☑四季
適宜：☑日常保健　☑針對症狀　☐老幼皆宜

材料：

黃芪3錢、淮山5錢、茨實1兩、百合1兩、大棗5粒、豬脹半斤

製法：

（1）全部材料分別洗淨；
（2）以清水3公升煲2小時，即可飲用。

扶正固本
補肺益氣
清熱解表
散寒解表
止咳化痰
通鼻防敏
理氣平喘
潤膚美白
開聲利咽
通腑整腸

功效

健脾益氣、補肺固本

徐醫師話你知：

此湯水 有健脾扶正、固表補虛功效，對於**鼻敏感、氣管敏感患者**，有扶正固本、預防敏感症狀發生。每星期可飲用一至兩次，功效更好。

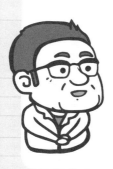

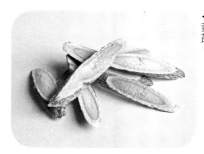

◀ 黃芪。

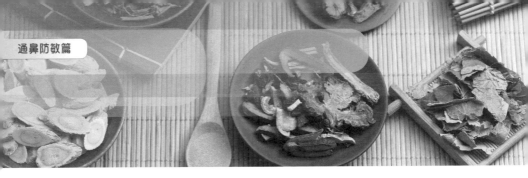

57

薄荷檸檬水

季節：□春天　☑夏天　□秋天　□冬天　□四季
適宜：☑日常保健　□針對症狀　☑老幼皆宜

材料：

鮮薄荷葉2錢、檸檬5片、砂糖適量

製法：

（1）薄荷、檸檬洗淨，備用；
（2）檸檬放入杯中，加滾水250毫升，用匙羹擠壓檸
　　　檬，再放進砂糖及薄荷葉，即可飲用。

扶正固本
補肺益氣
清熱解表
散寒解表
止咳化痰
通鼻防敏
理氣平喘
潤膚美白
開聲利咽
通腑整腸

功效

疏風通竅、開胃醒神

徐醫師話你知：

薄荷檸檬水

味道鮮美，芳香開竅，除具有疏風通竅功效外，還能補給充足的維他命C，**有增強免疫力、預防感冒傷風的功效，男女老幼皆宜**，可經常作茶水飲用。

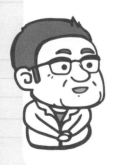

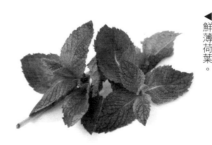

◀ 鮮薄荷葉。

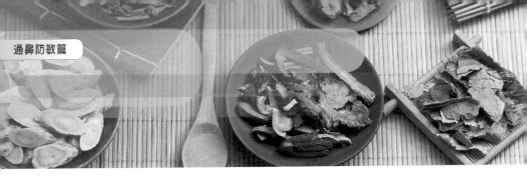

58

茅根蘆根蜜飲

季節：□春天　□夏天　☑秋天　□冬天　□四季
適宜：□日常保健　☑針對症狀　□老幼皆宜

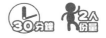

材料：

茅根1両、蘆根1両、蜜糖適量

製法：

（1）茅根及蘆根沖水洗淨；
（2）以清水1公升煲30分鐘，待溫和後加入蜜糖調味，
　　　即可飲用。

扶正固本
補肺益氣
清熱解表
散寒解表
止咳化痰
通鼻防敏
理氣平喘
潤膚美白
開聲利咽
通腑整腸

功效

涼血止血、清熱生津

徐醫師話你知：

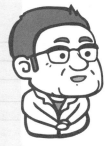

此茶飲 有清熱涼血、生津解渴的功效，對於燥熱體質人士，出現口苦、口乾、鼻乾、鼻血，可常作茶水飲用，**老幼皆宜。體質虛寒人士及孕婦忌用。**

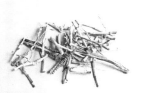

◀ 茅根。

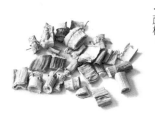

◀ 蘆根。

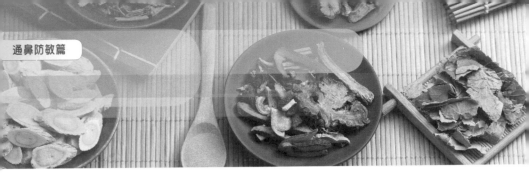

59

川芎白芷靈芝茶

季節：□春天　□夏天　□秋天　□冬天　☑四季
適宜：□日常保健　☑針對症狀　☑老幼皆宜

材料：

川芎2錢、白芷2錢、赤靈芝3錢、甘草5片

製法：

（1）全部材料洗淨；
（2）以清水1公升煲30分鐘後，即可飲用。

扶正固本
補肺益氣
清熱解表
散寒解表
止咳化痰
通鼻防敏
理氣平喘
潤膚美白
開聲利咽
通腑整腸

功效

疏風散寒、扶正通竅

徐醫師話你知：

此茶水 適合**頭痛、頭暈、鼻敏感及鼻塞人士**，作代茶飲用，有助紓緩症狀不適，加強身體功能以及預防感冒、傷風症狀發生。每星期可飲用兩至三次，功效更好，**老幼皆宜**。

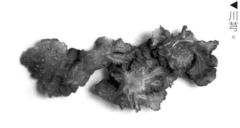

▲川芎。

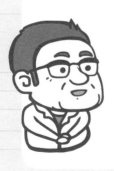

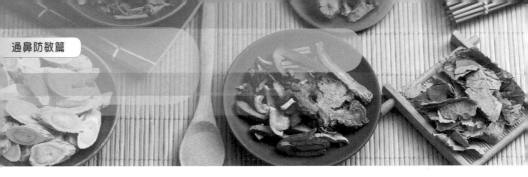

60

銀花薄荷甘草茶

季節：☐春天　☑夏天　☐秋天　☐冬天　☐四季
適宜：☐日常保健　☑針對症狀　☐老幼皆宜

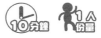

材料：

金銀花2錢、薄荷葉1錢、甘草5片

製法：

（1）全部材料沖水洗淨；
（2）以滾水500毫升，浸泡10分鐘後即可飲用。

扶正固本　補肺益氣　清熱解表　散寒解表　止咳化痰　**通鼻防敏**　理氣平喘　潤膚美白　開聲利咽　通腑整腸

功效

清熱解毒、疏風通竅

徐醫師話你知：

此茶水 具有清熱解毒功效。**鼻敏感患者**，出現鼻涕色黃、質濃黏稠及咽喉腫痛，可作代茶飲用。每天飲用一至兩杯，功效更好。**體質虛寒人士不宜。**

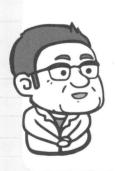

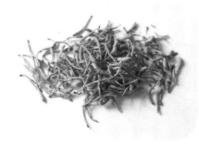

◀ 金銀花。

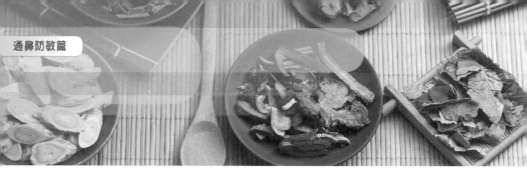

61
太子參菖蒲百合湯

季節：□春天　□夏天　□秋天　□冬天　☑四季
適宜：□日常保健　☑針對症狀　☑老幼皆宜

材料：

太子參5錢、石菖蒲3錢、百合1両、蜜棗2粒、粟米1個、瘦肉4両

製法：

（1）全部材料分別洗淨；
（2）以清水3公升煲2小時後，即可飲用。

扶正固本

補肺益氣

清熱解表

散寒解表

止咳化痰

通鼻防敏

理氣平喘

潤膚美白

開聲利咽

通腑整腸

功效

健脾益氣、芳香通竅、潤肺補肺

徐醫師話你知：

石菖蒲 有芳香化濕通竅功效，**對於失眠、頭痛、頭暈、鼻塞不通人士**，可常作湯水茶療使用，配以太子參、百合，有扶正益氣、補肺強壯功效，**老幼皆宜**。

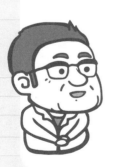

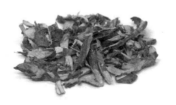

◀ 石菖蒲。

七、理氣平喘篇

氣促、氣喘、哮喘，最容易讓人想起是肺病所引起，當然這都屬呼吸系統的疾病，但是從中醫學角度來看，除了是肺臟主氣、司呼吸功能的問題，還要考慮最主要的原因來源自腎臟。

有些人不明白，為何呼吸系統的病會與泌尿系統有關？

當然從現代醫學角度來看，是不能看到聯繫，但是從中醫學角度思考，肺主吸氣，腎主納氣，肺吸入外界清氣，由腎臟納氣功能把清氣收納於內。患者氣促、氣喘、哮喘都是可吸氣、但未能納氣，故此治療及保健方法中，補肺、益腎雙管齊下才是最有效的方法。而具補腎又具納氣的中藥，最常用的不是川貝、陳皮、南北杏，而是蛤蚧、鱷魚肉、海馬等。

生活當中要保持適量的活動、減少進食生冷寒涼，還可用一些簡單的熱敷方法：利用熱水袋或發熱暖包放在胸前、背後及腰腹部，每天作15分鐘熱敷，每日一至三次，有鼓起人體陽氣的作用，具強壯身體功能，緩和不適情況，待身體逐漸復原。

氣促、氣喘、哮喘的分別

氣促：呼吸氣短，氣來氣喘，像運動時上氣不接下氣的感覺，多見肺病後遺、體虛人士。

氣喘：鼻翼煽動，將口抬肩，呼多吸少，神疲乏力，面色蒼白，勞動時更明顯，多見虛證。

哮喘：外感咳嗽後引起，或痰多阻肺所致，久病元氣大傷、幼兒、長者及長期病患者多見。哮，指呼吸哮鳴有聲，屬氣管收窄的表現；喘，表現為呼多吸少，鼻翼煽動，呼吸困難的現象。

62

蛤蚧補腎定喘湯

季節：□春天　□夏天　□秋天　☑冬天　□四季
適宜：□日常保健　☑針對症狀　□老幼皆宜

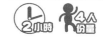

2小時　4人份量

扶正固本
補肺益氣
清熱解表
散寒解表
止咳化痰
通鼻防敏
理氣平喘
潤膚美白
開聲利咽
通腑整腸

材料：

蛤蚧1對、黨參5錢、淮山5片、陳皮1片、圓肉3粒、大棗4粒、紅蘿蔔1個、豬䐡半斤

製法：

（1）蛤蚧剪去頭及手腳、除去竹籤、洗淨備用；
（2）紅蘿蔔洗淨、去皮、切件；
（3）其他材料分別洗淨；
（4）全部材料以清水3公升，煲2小時後，即可飲用。

功效
補腎納氣、健脾補肺

徐醫師話你知：

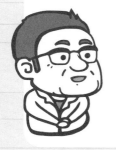

蛤蚧 補腎納氣，對於**哮喘久咳、氣促人士**皆可常作湯水。每星期飲用不少於一次及持續飲用兩個月以上，久咳哮喘不適情況會逐步改善。若飲用一兩次未見功效而放棄持續進行者，效果則不理想。

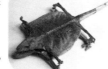

▶蛤蚧。

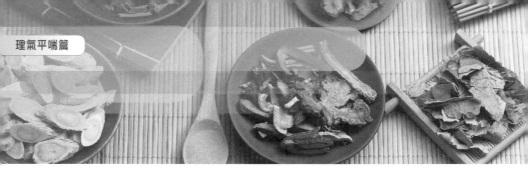

63 鱷魚肉靈芝百合湯

季節：□春天　□夏天　□秋天　□冬天　☑四季
適宜：□日常保健　☑針對症狀　☑老幼皆宜

材料：

鱷魚肉2両、靈芝3錢、淮山4片、百合2両、大棗5粒、
陳皮1片、豬脹半斤

製法：

（1）材料分別洗淨；
（2）以清水3公升煲2小時後，即可飲用。

扶正固本

補肺益氣

清熱解表

散寒解表

止咳化痰

通鼻防敏

理氣平喘

潤膚美白

開聲利咽

通腑整腸

功效

補腎納氣、扶正補肺

徐醫師話你知：

鱷魚肉 有補腎納氣功效，可常
針對氣管敏感、哮喘氣
促、**肺虛人士**作生活湯水飲用。每星期飲用一至兩次，效果更好，持續飲用更可固本強身，**男女老幼皆宜。**

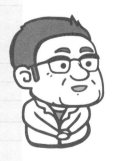

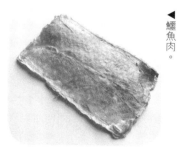

◀ 鱷魚肉。

145

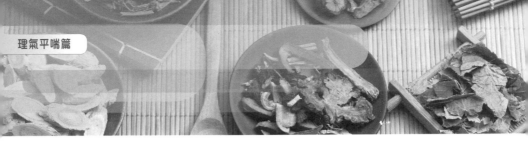

64

川貝燉雪梨

季節：□春天　□夏天　☑秋天　□冬天　□四季
適宜：□日常保健　☑針對症狀　☑老幼皆宜

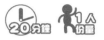

材料：

川貝粉1錢、雪梨1個、蜜糖適量

製法：

（1）川貝打粉(購買時請中藥店代勞)，備用；

（2）雪梨洗淨去皮、切去雪梨頂部(保留備用)，再除去梨芯，備用；

（3）先把川貝粉倒進雪梨內，把雪梨頂部蓋上，用牙籤固定；

（4）然後把雪梨放在碗內，隔水蒸燉20分鐘後，熄火，加入蜜糖搗爛後食用。

功效

止咳定喘化痰、補肺潤肺

徐醫師話你知：

川貝

有良好止咳化痰功效，**對於咳嗽、氣促、氣管敏感、痰多人士**尤為合用。每星期可食用一至兩次，功效更好，**老幼皆宜。**

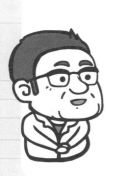

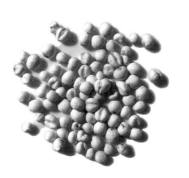

◀川貝。

扶正固本

補肺益氣

清熱解表

散寒解表

止咳化痰

通鼻防敏

理氣平喘

潤膚美白

開聲利咽

通腑整腸

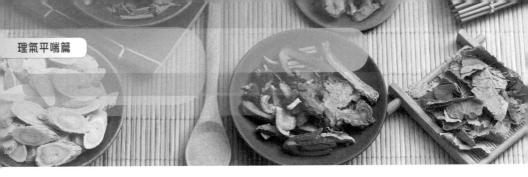

65

非洲海底椰黨參豬脹湯

季節：□春天　□夏天　□秋天　□冬天　☑四季
適宜：□日常保健　□針對症狀　☑老幼皆宜

材料：

非洲海底椰3錢、黨參5錢、淮山5片、大棗5粒、陳皮1片、
南北杏3錢、豬脹半斤

製法：

（1）全部材料分別洗淨；
（2）以清水3公升煲2小時後，即可飲用。

扶正固本
補肺益氣
清熱解表
散寒解表
止咳化痰
通鼻防敏
理氣平喘
潤膚美白
開聲利咽
通腑整腸

功效

潤肺止咳、補氣化痰

徐醫師話你知：

非洲海底椰

價錢名貴，有良好潤肺、止咳、化痰療效，**老幼皆宜**，可常用作湯水，**加強肺臟功能**。每星期飲用一至兩次，功效更好。

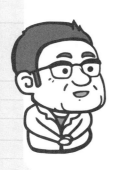

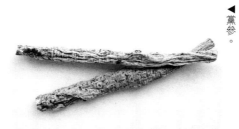

◀薰參。

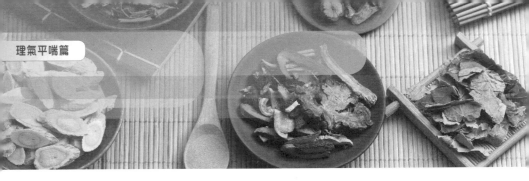

66

飛天蠄蟧補肺豬脤湯

季節：□春天　□夏天　□秋天　□冬天　☑四季
適宜：☑日常保健　□針對症狀　☑老幼皆宜

材料：

飛天蠄蟧5錢、紅蘿蔔1個、南北杏3錢、陳皮1片、淮山5片、豬脤半斤

製法：

（1）全部材料沖水洗淨；
（2）以清水3公升煲2小時後，即可飲用。

扶正固本

補肺益氣

清熱解表

散寒解表

止咳化痰

通鼻防敏

理氣平喘

潤膚美白

開聲利咽

通腑整腸

功效

補肺益氣、化痰止咳

徐醫師話你知：

飛天蠄蟧

常用作**補肺強壯**的中藥材，雖然名稱叫飛天蠄蟧，實際上是蕨類中藥的根莖，故此可在一般中藥材鋪購買。每星期飲用一至兩次功效更好，**老幼皆宜**。

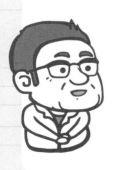

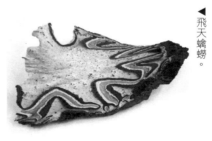

▲ 飛天蠄蟧。

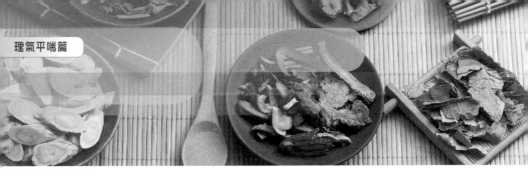

67
金針疏肝定喘湯

季節：□春天　□夏天　□秋天　□冬天　☑四季
適宜：☑日常保健　□針對症狀　☑老幼皆宜

材料：

金針5錢、百合2両、蓮子1両、淮山5片、杞子3錢、紅棗5粒、豬胰半斤

製法：

（1）全部材料分別洗淨；
（2）以清水3公升，煲2小時後即可飲用。

扶正固本

補肺益氣

清熱解表

散寒解表

止咳化痰

通鼻防敏

理氣平喘

潤膚美白

開聲利咽

通腑整腸

功效

疏肝理氣、安神潤肺

徐醫師話你知：

中醫認為 肝主情志、主疏泄，咳喘除肺虛

腎不納氣引發外，還可因情緒急躁、肝陽上亢所引起。飲用此湯水**有助疏肝安神**，每星期飲用一至兩次，功效更好，**老幼皆宜**。

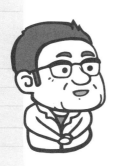

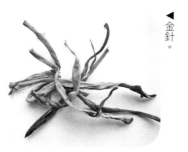

◀ 金針。

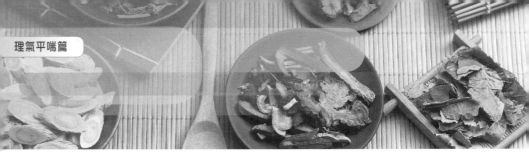

68

腐竹馬蹄鮮魚湯

季節：□春天　□夏天　□秋天　□冬天　☑四季　　　
適宜：□日常保健　□針對症狀　☑老幼皆宜

材料：

鮮腐竹1份、馬蹄10粒、鮮魚1條、生薑3片

製法：

（1）鮮魚劏好、洗淨備用；

（2）其他材料分別洗淨；

（3）把生油加進鍋中，放入生薑及魚，略煎至金黃色，
　　　再加入滾水3公升、腐竹及馬蹄，煲2小時後即可
　　　飲用。

扶正固本 補肺益氣 清熱解表 散寒解表 止咳化痰 通鼻防敏 **理氣平喘** 潤膚美白 開聲利咽 通腑整腸

功效

健脾開胃、生津潤肺

徐醫師話你知：

此湯水
味道鮮甜，營養豐富，有滋陰生津、潤肺功效，對於**肺熱咳嗽**、**哮喘**、**氣促人士**可常作湯水飲用。每星期飲用一至兩次，功效更好，**老幼皆宜。**

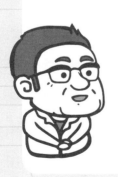

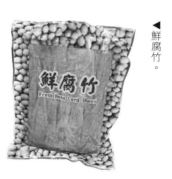

◀鮮腐竹。

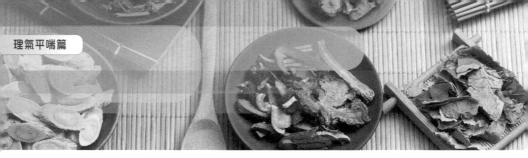

69

椰子淮杞清雞湯

季節：口春天　口夏天　口秋天　☑冬天　口四季
適宜：☑日常保健　口針對症狀　☑老幼皆宜

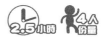

2.5小時　4人份量

材料：

椰子1個、淮山5片、杞子3錢、南北杏3錢、陳皮1片、
大棗5粒、雞1隻

製法：

（1）椰子去殼、取肉、留水備用（購買時可請店家代
　　　勞）；
（2）雞劏好、洗淨、汆水，備用；
（3）其他材料分別洗淨；
（4）全部材料以清水3公升煲2.5小時後，即可飲用。

功效

健脾益氣、扶正固本

徐醫師話你知：

此湯水 適合氣喘久咳人士，**有助固本強壯、潤肺、定**喘之功效。每星期飲用一至兩次，功效更好，**老幼皆宜。**

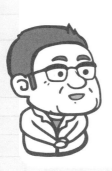

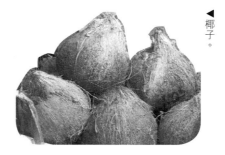

▲ 椰子。

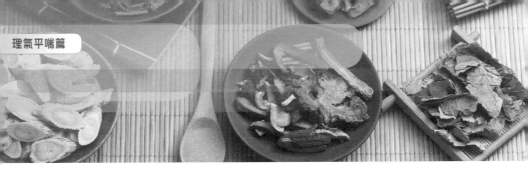

70

桑白皮浙貝瘦肉湯

季節：口春天　口夏天　口秋天　口冬天　☑四季
適宜：口日常保健　☑針對症狀　口老幼皆宜

材料：

桑白皮5錢、浙貝母5錢、粟米2個、蜜棗2粒、陳皮1片、瘦肉4両

製法：

（1）全部材料分別洗淨；
（2）以清水3公升，煲2小時後即可飲用。

扶正固本
補肺益氣
清熱解表
散寒解表
止咳化痰
通鼻防敏
理氣平喘
潤膚美白
開聲利咽
通腑整腸

功效

清肺化痰、降逆定喘

徐醫師話你知：

桑白皮 是桑樹樹根的根皮，具有清肺、化痰、定喘功效。與浙貝母一同使用，具降逆定喘、化痰散結之功。對**氣喘氣促、痰多色黃患者**，每星期飲用一至兩次，功效更好。

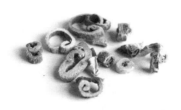

▲桑白皮。

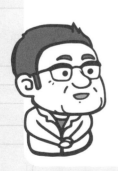

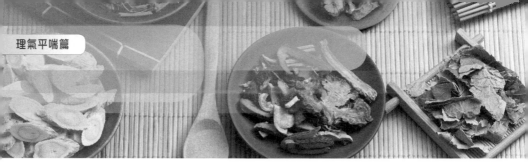

71 石黃皮潤肺定喘湯

季節：口春天　口夏天　☑秋天　口冬天　口四季
適宜：口日常保健　☑針對症狀　口老幼皆宜

 2小時　 4人份量

材料：

新鮮石黃皮4両、南北杏3錢、陳皮1片、紅蘿蔔1個、瘦肉4両

製法：

（1）紅蘿蔔洗淨、去皮、切片，備用；
（2）其他材料分別洗淨；
（3）全部材料以水3公升，煲2小時後即可飲用。

功效

潤肺止咳、化痰理氣

徐醫師話你知：

石黃皮

於街市山草藥檔有出售，有潤肺、止咳化痰功效，對於**肺熱、肺燥、氣喘、痰多、痰黃人士**，每星期可以飲用一至兩次，功效更好。

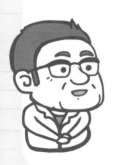

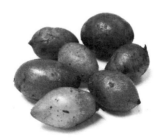

◀ 石黃皮。

扶正固本

補肺益氣

清熱解表

散寒解表

止咳化痰

通鼻防敏

理氣平喘

潤膚美白

開聲利咽

通腑整腸

八、潤膚美白篇

你有沒有被皮膚病困擾？皮膚濕疹過敏、生痘痘、出風癩、乾燥、痕癢、皸裂等現象，看過好多中西醫都醫不好？

中醫角度肺主皮毛，一切皮膚、體毛及毛孔問題均由肺臟所主管，當然這一點跟平常我們從現代醫學所認識的確有不同。

肺主司一身之氣，除負責吸入外界維生的清氣之外，氣機的運行還負責推動身體的血液循環。當血循環良好，營養物質有效送到每一寸肌膚，亦有效把身體的代謝物排走，皮膚問題自然有助改善。但肺虛人士皮膚自然得不到充份的營養，毒素也需有效排走。故此要處理好皮膚問題，也要把肺臟的問題同時解決。

一般對皮炎濕疹、過敏肌膚及暗瘡痘痘可以結合外治的方法，如利用中藥煲水外洗，療效往往不比西藥差，藥物副作用也自然較少，對長期皮膚病患者確是多一個可取的方法。可給大家一個簡單的外用草藥處方，是我多年臨床的經驗，歡迎大家參考一下。

黃柏蒲公英皮膚外洗方

材料：黃柏5錢、蒲公英5錢、鬼針草5錢

製法：全部材料以水3碗煲15分鐘熄火，待涼後沖洗皮膚患處，每日1-2次。如能連續用2個星期功效更明顯。

功效：清熱燥濕、消腫退紅

如效果理想，可持續使用至皮疹完全消退。如用上兩三天皮膚問題更嚴重就要立即停止使用。用藥水沖洗過後待兩三分鐘，再以清水沖洗，完成後可塗上凡士林滋養肌膚。

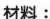

72

冰糖紅蓮燉燕窩

季節：□春天　□夏天　☑秋天　□冬天　□四季
適宜：☑日常保健　□針對症狀　☑老幼皆宜

材料：
紅棗3粒、蓮子1両、燕窩3錢、冰糖適量

製法：
（1）紅棗去核洗淨，蓮子洗淨，燕窩以清水浸泡、除去雜質，備用；
（2）把全部材料放進燉盅，加熱水500毫升，再加入冰糖，隔水燉2小時，即可飲用。

功效

滋陰養顏、補血健脾

徐醫師話你知：

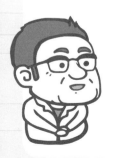

燕窩 為名貴中藥材，有滋陰養顏、潤膚保濕的功效。每星期飲用一次，持之以恒，有助**改善皮膚質素**。愛美女性較為喜愛，**老幼皆宜**。

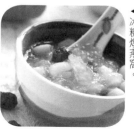

◀ 冰糖燉燕窩。

扶正固本
補肺益氣
清熱解表
散寒解表
止咳化痰
通鼻防敏
理氣平喘
潤膚美白
開聲利咽
通腑整腸

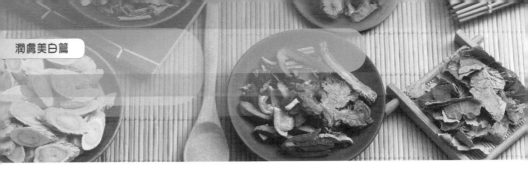

73

銀耳玉竹鴨肉湯

季節：□春天　□夏天　☑秋天　□冬天　□四季
適宜：☑日常保健　□針對症狀　☑老幼皆宜

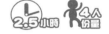

材料：

銀耳3錢、玉竹5錢、百合1両、陳皮1片、鴨1隻

製法：

（1）鴨劏好、洗淨、汆水備用；
（2）其他材料分別洗淨；
（3）全部材料以清水3公升煲2.5小時後，即可飲湯吃
　　　肉。

扶正固本

補肺益氣

清熱解表

散寒解表

止咳化痰

通鼻防敏

理氣平喘

潤膚美白

開聲利咽

通腑整腸

功效

滋陰潤燥、生津、美顏

徐醫師話你知：

銀耳

又稱雪耳，有養陰、生津、潤肺、潤膚功效，可常作湯水或糖水材料。可調理身體、滋潤肌膚、**減少皮膚痕癢、乾燥、過敏情況**發生。每星期可飲用一至兩次，效果更好，**老幼皆宜**。

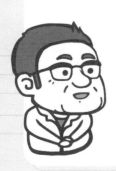

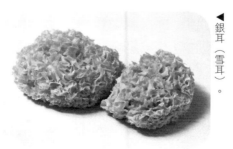

◀ 銀耳（雪耳）。

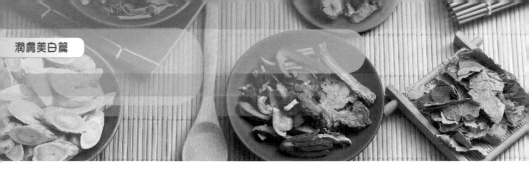

74

響螺排骨雞腳湯

季節：口春天　口夏天　☑秋天　☑冬天　口四季
適宜：口日常保健　口針對症狀　☑老幼皆宜

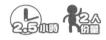

材料：

急凍響螺4両、淮山5錢、圓肉3錢、杞子3錢、陳皮1片、雞腳8隻、排骨1斤

製法：

（1）雞腳、排骨和響螺分別洗淨、汆水備用；
（2）其他材料分別洗淨；
（3）全部材料以清水3公升煲2.5小時，即可飲湯吃肉。

扶正固本
補肺益氣
清熱解表
散寒解表
止咳化痰
通鼻防敏
理氣平喘
潤膚美白
開聲利咽
通腑整腸

功效

滋陰潤燥、強筋壯骨

徐醫師話你知：

響螺 味美鮮甜，用作湯水有滋陰養顏功效，適合**秋冬、天氣乾燥季節**，出現皮膚乾燥痕癢的人士。每星期可飲用一次，**老幼皆宜**。消化不良或外感人士不宜飲用。

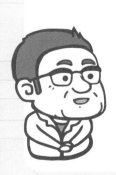

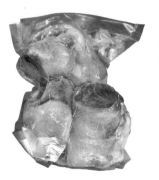

◀ 急凍響螺。

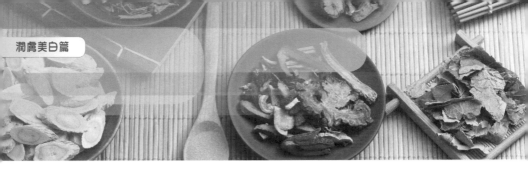

75

肘子魚唇津白湯

季節：□春天　□夏天　□秋天　□冬天　☑四季
適宜：☑日常保健　□針對症狀　□老幼皆宜

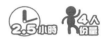

2.5小時　4人份量

材料：

金華火腿2両、魚唇2両、津白1斤、薑3片、陳皮1片、雞半隻

製法：

（1）魚唇浸發好，洗淨、汆水；雞洗淨、汆水，備用；
（2）其他材料分別洗淨；
（3）全部材料以清水3公升煲2.5小時後，即可飲用。

扶正固本

補肺益氣

清熱解表

散寒解表

止咳化痰

通鼻防敏

理氣平喘

潤膚美白

開聲利咽

通腑整腸

功效

滋陰明目、生津利咽喉

徐醫師話你知：

魚唇

膠質豐富、味道鮮甜，配以金華火腿，開胃益食。以雞煲湯，營養豐富，適合**身體虛弱、形體消瘦、皮膚乾燥、病後體虛人士**，有強壯調理功效。每星期飲用一次，功效更好，**外感患者不宜飲用。**

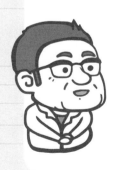

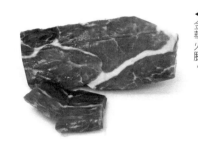

◀ 金華火腿。

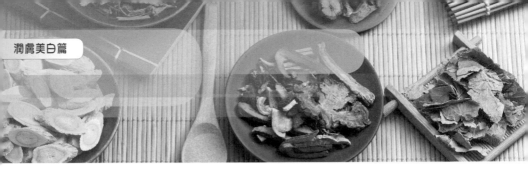

76

霸王花無花果豬骨湯

季節：口春天　口夏天　☑秋天　☑冬天　口四季

適宜：☑日常保健　口針對症狀　☑老幼皆宜

材料：

霸王花1両、無花果4枚、南北杏3錢、陳皮1片、紅蘿蔔1個、豬骨1根

製法：

（1）豬骨洗淨，汆水備用；

（2）其他材料分別洗淨；

（3）全部材料以清水3公升煲2小時，即可飲用。

扶正固本

補肺益氣

清熱解表

散寒解表

止咳化痰

通鼻防敏

理氣平喘

潤膚美白

開聲利咽

通腑整腸

功效

滋陰潤燥、生津利咽、潤膚保濕

徐醫師話你知：

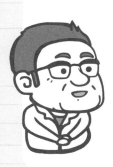

此湯水 製作簡單、味道鮮甜，於**秋冬天氣、乾燥季節**，每星期飲用一次，有助滋養皮膚、潤肺止咳，**男女老幼皆宜。**

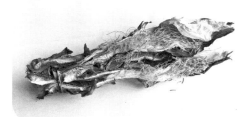

◀ 霸王花。

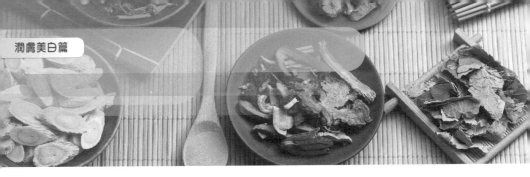

77
石斛丹參蜜棗豬脹湯

季節：□春天　□夏天　□秋天　□冬天　☑四季
適宜：□日常保健　☑針對症狀　□老幼皆宜

材料：

石斛5錢、丹參3錢、蜜棗3粒、紅蘿蔔1個、豬脹4両

製法：

（1）全部材料分別洗淨；
（2）以清水3公升煲2小時後，即可飲用。

扶正固本

補肺益氣

清熱解表

散寒解表

止咳化痰

通鼻防敏

理氣平喘

潤膚美白

開聲利咽

通腑整腸

功效

滋陰潤燥、補血活血

徐醫師話你知：

石斛 有滋陰明目功效，市場種類繁多，一般可用小環釵。用作湯水材料，每兩約50至100元不等，1兩可分作兩次使用，也可用作泡茶。經常熬夜、休息不足、**眼矇乾澀、皮膚乾燥人士**可常作代茶飲用。

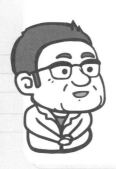

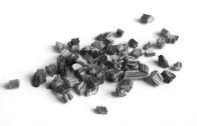

◀ 石斛。

173

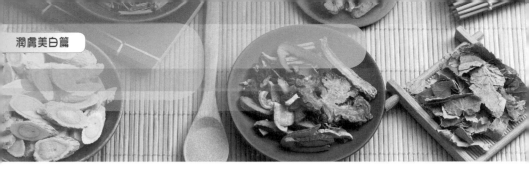

78

綠豆茅根竹蔗水

季節：□春天 ☑夏天 □秋天 □冬天 □四季
適宜：□日常保健 ☑針對症狀 □老幼皆宜

材料：

綠豆2両、茅根1両、竹蔗1斤

製法：

（1）全部材料分別洗淨；
（2）以清水2公升煲1小時，即可飲用。

功效

清熱解毒、涼血止血、潤燥生津

徐醫師話你知：

此茶水 有助**紓緩皮膚不適**，如遇有皮膚乾燥、痕癢、生瘡、出疹這些問題，每星期可飲用此茶水一次。此茶水性質偏涼，**體虛及消化不良人士不宜飲用。**

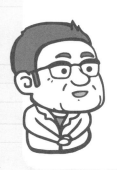

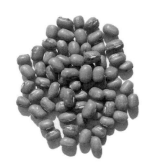

▲綠豆。

扶正固本

補肺益氣

清熱解表

散寒解表

止咳化痰

通鼻防敏

理氣平喘

潤膚美白

開聲利咽

通腑整腸

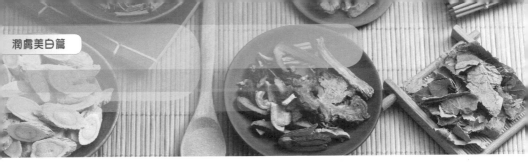

79

青紅蘿蔔花膠養肺湯

季節：□春天　□夏天　☑秋天　☑冬天　□四季
適宜：☑日常保健　□針對症狀　☑老幼皆宜

材料：

青蘿蔔1個、紅蘿蔔2個、花膠2両、豬䏝1隻、陳皮1片、蜜棗3粒、南北杏3錢

製法：

（1）花膠浸發好，洗淨、汆水備用；
（2）其他材料分別洗淨；
（3）全部材料以清水3公升煲2小時後，即可飲用。

功效

清肺潤肺、滋陰養顏、健脾開胃

徐醫師話你知：

花膠 營養豐富，有滋養肌膚、補虛、強壯身體功效。間常用作煲湯材料，味道鮮美，**老幼皆宜**。此湯水**適合秋冬天氣、乾燥季節**飲用。

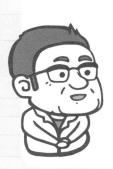

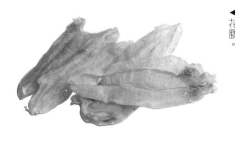

◀ 花膠。

扶正固本

補肺益氣

清熱解表

散寒解表

止咳化痰

通鼻防敏

理氣平喘

潤膚美白

開聲利咽

通腑整腸

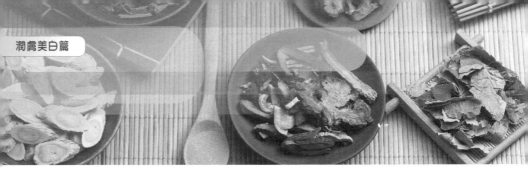

80

桃膠美顏桂圓飲

季節：□春天　□夏天　□秋天　☑冬天　□四季
適宜：☑日常保健　□針對症狀　□老幼皆宜

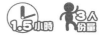

材料：

桃膠5錢、百合1兩、蓮子1兩、圓肉3錢、冰糖適量

製法：

（1）桃膠洗淨後以清水浸過夜，備用；

（2）其他材料分別洗淨；

（3）全部材料以清水2公升煲1.5小時後，即可飲用。

扶正固本

補肺益氣

清熱解表

散寒解表

止咳化痰

通鼻防敏

理氣平喘

潤膚美白

開聲利咽

通腑整腸

功效

滋陰潤燥、活血美白、補肺健脾

徐醫師話你知：

此糖水 味道甘甜，有活血去
瘀、減淡色斑、滋潤肌
膚及安神寧心等作用。對於**心神不寧、面
色灰暗、失眠、多夢人士**，每星期可飲用
一至兩次，功效更好。

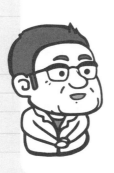

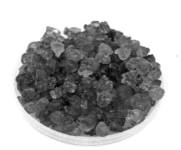

◀
桃
膠
。

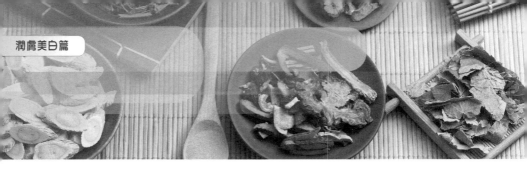

81

地黃養血潤膚湯

季節：□春天　□夏天　□秋天　☑冬天　□四季
適宜：☑日常保健　□針對症狀　□老幼皆宜

材料：

熟地黃5錢、生地黃5錢、淮山5片、杞子3錢、大棗4粒、陳皮1片、雞腳8隻、排骨1斤

製法：

（1）雞腳、排骨洗淨、汆水備用；
（2）其他材料分別洗淨；
（3）全部材料以清水3公升煲2小時後，即可飲用。

扶正固本
補肺益氣
清熱解表
散寒解表
止咳化痰
通鼻防敏
理氣平喘
潤膚美白
開聲利咽
通腑整腸

功效

補血補腎、滋陰固本

徐醫師話你知：

生地黃

有清熱涼血、滋陰功效，**熟地黃**有補血、補腎、益精作用，兩者合用令湯水不寒不溫，性質平和，男女合用。每星期可飲用一次，功效更好。**外感患者不宜飲用。**

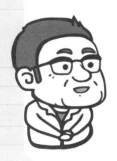

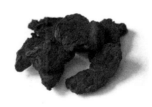

◀ 生地黃。

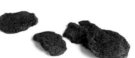
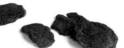

◀ 熟地黃。

九、開聲利咽篇

　　喉乾聲沙，痰黏乾咳，反反覆覆，講說話時要很用力，聲響也不大，想唱歌時聲線不開，實是無奈。

　　其實要有一把靚聲除了先天因素外，還要看看後天如何調理。每個人的生活作息、飲食偏嗜、工作情況等皆有所不同，引發咽喉不適的成因也不一樣，故此一定要多作全面分析，才能找出對應手段。例如教書老師、歌星，經常講課唱歌，聲帶疲勞，熬夜失眠、肝火亢旺亦會引致聲帶腫脹。過度食煎炒燥熱食品而胃火上炎也會聲沙，感冒後肺虛受損亦會出現，情緒抑鬱失調等亦會引起。假若你受咽喉不適的問題所困擾，就要多加了解，是否忽略了某個關鍵原因，導致遲遲未能解決。

　　很多病者依賴醫藥治理，而忽略了保健養生。如果在生活中多抽一點時間到戶外作適當的鍛鍊，如慢跑、行山、游水、踏單車等，都有效增強肺臟及負責呼吸的肌肉功能，對於開聲、利咽都會有很明顯的幫助。經常教學授課的老師，也需要多喝一些具有潤喉利咽的茶水，例如蜜糖水、腐竹白果糖水、雪梨水，甘潤生津。在環境闊落的地方，多利用一些擴音器材，減低過勞的情況發生。

82

雪梨南北杏無花果飲

季節：□春天　□夏天　☑秋天　☑冬天　□四季
適宜：☑日常保健　□針對症狀　□老幼皆宜

2小時　4人份量

扶正固本｜補肺益氣｜清熱解表｜散寒解表｜止咳化痰｜通鼻防敏｜理氣平喘｜潤膚美白｜**開聲利咽**｜通腑整腸

材料：

雪梨2個、南北杏3錢、無花果4粒、豬脹1隻、陳皮1片

製法：

（1）雪梨去皮、去芯、洗淨備用；

（2）其他材料分別洗淨；

（3）全部材料以清水3公升煲2小時，即可飲用。

功效

潤燥止咳、開聲利咽

徐醫師話你知：

雪梨 有清肺生津功效，配無花果一同煲湯，可增強滋陰，有生津利咽喉功效。遇到**喉乾聲沙及天氣乾燥季節**，每星期可飲用一次，功效更好。

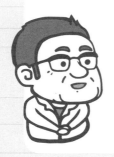

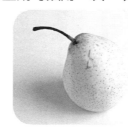

◀ 雪梨。

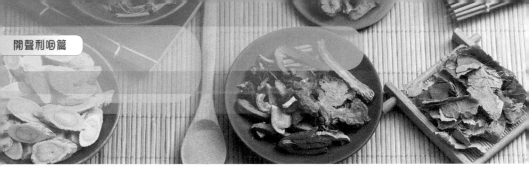

83

茅根馬蹄紅蘿蔔湯

季節：□春天　□夏天　☑秋天　□冬天　□四季
適宜：□日常保健　☑針對症狀　□老幼皆宜

材料：

茅根2両、馬蹄10粒、紅蘿蔔1個、瘦肉半斤

製法：

（1）馬蹄去皮、洗淨備用；紅蘿蔔洗淨、去皮切件備用；
（2）其他材料洗淨；
（3）全部材料以清水3公升煲2小時後，即可飲用。

扶正固本

補肺益氣

清熱解表

散寒解表

止咳化痰

通鼻防敏

理氣平喘

潤膚美白

開聲利咽

通腑整腸

功效

清熱潤肺、涼血止血、生津止渴

徐醫師話你知：

茅根

有乾品及鮮品兩種，此湯水可用藥材鋪買得的乾品，功效與鮮品相同，若論效果則鮮品較佳。每當進食煎炒燥熱、**口苦口乾、咽喉腫痛**時，煲此湯水有生津、清利咽喉作用，可紓緩不適。

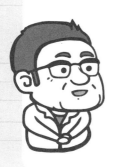

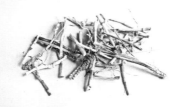

◀ 茅根。

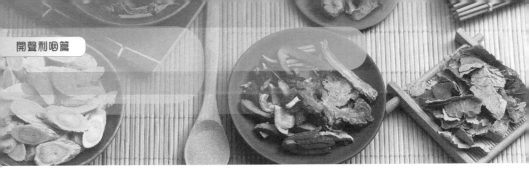

84
西洋菜羅漢果豬脹湯

季節：□春天　□夏天　☑秋天　□冬天　□四季
適宜：□日常保健　☑針對症狀　☑老幼皆宜

材料：

西洋菜1斤、羅漢果1/3個果殼、南北杏3錢、陳皮1片、
豬脹半斤

製法：

（1）全部材料分別洗淨；
（2）以清水3公升煲2小時後，即可飲用。

功效

清肺潤肺、止咳化痰、開聲利咽

徐醫師話你知：

此湯水

有潤肺開聲、利咽喉作用，如因工作經常長時間用聲，可每星期飲用一至兩次，**紓緩咽喉不適，男女老幼皆宜。**

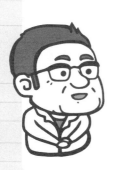

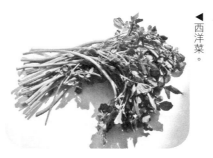

◀ 西洋菜。

扶正固本
補肺益氣
清熱解表
散寒解表
止咳化痰
通鼻防敏
理氣平喘
潤膚美白
開聲利咽
通腑整腸

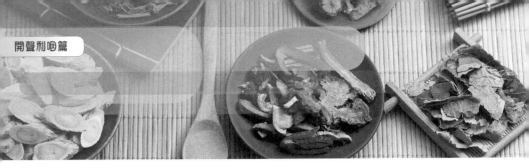

85

梨乾蘋果椰棗湯

季節：□春天　□夏天　☑秋天　□冬天　□四季
適宜：□日常保健　□針對症狀　☑老幼皆宜

材料：

雪梨乾1両、蘋果2個、椰棗3粒、陳皮1片、南北杏3錢、瘦肉4両

製法：

（1）蘋果去皮、去芯備用；
（2）其他材料分別洗淨；
（3）全部材料以清水3公升煲2小時後，即可飲用。

扶正固本
補肺益氣
清熱解表
散寒解表
止咳化痰
通鼻防敏
理氣平喘
潤膚美白
開聲利咽
通腑整腸

功效

潤燥生津、清肺化痰、開聲利咽

徐醫師話你知：

雪梨乾

可在一般藥材鋪買得，味甘潤喉，與蘋果、椰棗合用，有生津、清利咽喉，可**紓緩咽喉腫痛、聲音沙啞**的情況。每星期飲用一次效果更好，**男女老幼皆宜**。

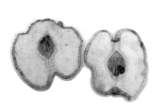

◀ 雪梨乾。

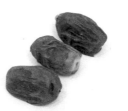

◀ 椰棗。

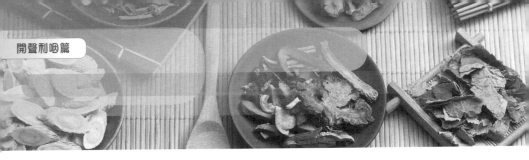

86 沙參玉竹鮮魚湯

季節：□春天　□夏天　☑秋天　□冬天　□四季
適宜：☑日常保健　□針對症狀　□老幼皆宜

材料：

沙參5錢、玉竹5錢、生薑3片、鮮魚1斤、淮山3錢、生熟薏米5錢

製法：

（1）鮮魚劏好、洗淨備用；
（2）其他材料分別洗淨；
（3）先把魚連薑放在鍋中略煎至金黃色，加入滾水2公升及其他湯料，煎煮2小時後，略加鹽調味即可飲用。

功效

滋陰潤肺、健脾開胃

徐醫師話你知：

沙參 **和玉竹**經常結合使用，有潤肺、健脾、生津功效，對於**口乾聲沙**，經常用聲工作的人士，每星期可飲用一次，功效更好，**老幼皆宜**。

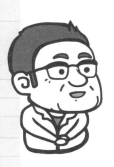

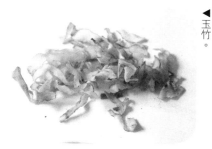

◀ 玉竹。

扶正固本
補肺益氣
清熱解表
散寒解表
止咳化痰
通鼻防敏
理氣平喘
潤膚美白
開聲利咽
通腑整腸

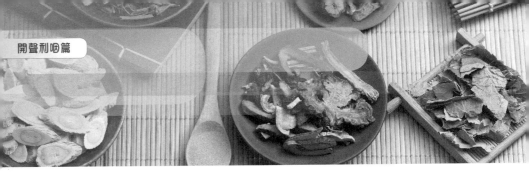

87

人參葉甘草蜜飲

季節：□春天　☑夏天　□秋天　□冬天　□四季
適宜：□日常保健　☑針對症狀　□老幼皆宜

材料：

人參葉2錢、甘草3錢、蜜糖適量

製法：

（1）全部材料分別洗淨；
（2）以滾水250毫升浸泡5分鐘後，待溫和後加入蜜糖，即可飲用。

功效

清熱生津、開聲利咽、消腫潤喉

徐醫師話你知：

人參葉 味甘苦性寒，有清熱生津、利咽喉功效，對**咽喉腫痛、聲音沙啞**效果特別好。但是由於藥性寒涼，**體質虛寒人士不宜飲用。**

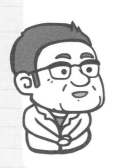

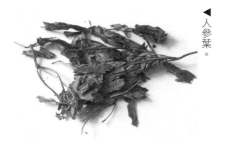

◀ 人參葉。

193

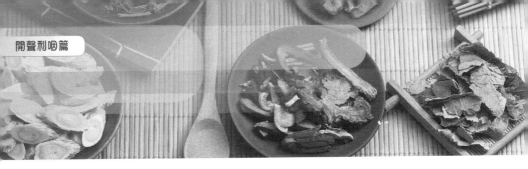

88
菜乾白菜豬肺湯

季節：☐春天　☐夏天　☐秋天　☐冬天　☑四季
適宜：☑日常保健　☐針對症狀　☑老幼皆宜

材料：

菜乾2両、白菜1斤、陳皮1片、南北杏3錢、瑤柱3粒、
豬脹1隻

製法：

（1）菜乾浸洗乾淨，備用；
（2）其他材料分別洗淨；
（3）全部材料以清水3公升煲2小時後，即可飲用。

扶正固本
補肺益氣
清熱解表
散寒解表
止咳化痰
通鼻防敏
理氣平喘
潤膚美白
開聲利咽
通腑整腸

功效

開胃健脾、化痰清肺

徐醫師話你知：

菜乾白菜湯

有清肺潤肺功效，對於**喉乾聲沙及聲帶勞損人士**，每星期可以飲用一次，效果更好，**老幼皆宜。**

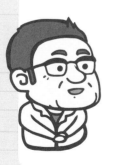

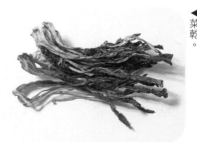

◀ 菜乾。

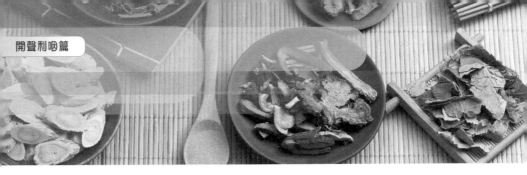

89

龍脷葉玉蝴蝶雪梨水

季節：□春天　□夏天　□秋天　□冬天　☑四季

適宜：□日常保健　☑針對症狀　☑老幼皆宜

材料：

龍脷葉1兩、玉蝴蝶3錢、雪梨2個

製法：

（1）雪梨去皮、去芯備用；

（2）其他材料分別洗淨；

（3）全部材料以清水2公升煲1小時後，即可飲用。

扶正固本

補肺益氣

清熱解表

散寒解表

止咳化痰

通鼻防敏

理氣平喘

潤膚美白

開聲利咽

通腑整腸

功效

潤肺止咳、開聲化痰

徐醫師話你知：

龍脷葉 有清肺、止咳化痰功效，配合**玉蝴蝶**可開聲、利咽喉。遇到**喉乾聲沙、咽喉有痰黏**不適現象，可連續飲用數天，紓緩不適，**老幼皆宜**。

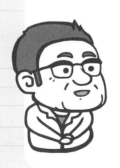

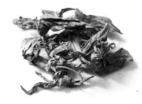

▲龍脷葉。

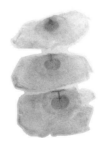

▲玉蝴蝶。

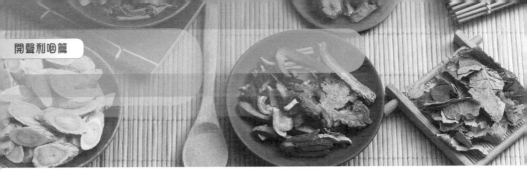

90
花旗參菊花蜜

季節：□春天　☑夏天　□秋天　□冬天　□四季
適宜：☑日常保健　☑針對症狀　□老幼皆宜

材料：

花旗參3錢、菊花2錢、蜜糖適量

製法：

（1）材料分別洗淨；
（2）以滾水250毫升浸泡5分鐘後，加入適量蜜糖調
　　　和，即可飲用。

扶正固本
補肺益氣
清熱解表
散寒解表
止咳化痰
通鼻防敏
理氣平喘
潤膚美白
開聲利咽
通腑整腸

功效

清熱益氣、生津利咽、清肝明目

徐醫師話你知：

花旗參 有益氣生津功效，性質微寒，**體質虛寒人士不宜飲用**。配合**菊花**使用，對於煙酒過多、熬夜工作的人士，可常作茶水保健，經常飲用，**紓緩喉乾、眼紅、聲沙等不適症狀**。

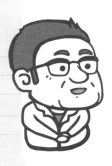

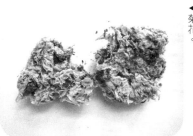

◀ 菊花。

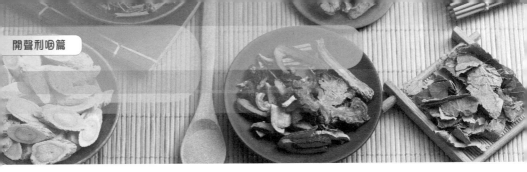

91
天花粉玄參地黃茶

季節：□春天　□夏天　□秋天　□冬天　☑四季
適宜：□日常保健　☑針對症狀　□老幼皆宜

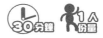

材料：

天花粉3錢、玄參3錢、生地黃3錢

製法：

（1）玄參及生地黃分別洗淨；
（2）全部材料以清水4碗煲30分鐘後，即可飲用。

扶正固本
補肺益氣
清熱解表
散寒解表
止咳化痰
通鼻防敏
理氣平喘
潤膚美白
開聲利咽
通腑整腸

功效

開聲利咽、清熱生津、滋陰潤燥

徐醫師話你知：

此茶水 有效**紓緩咽喉腫痛、經常口乾聲音沙啞的症狀**。如遇到上述問題反覆發生的人士，每星期可飲用兩至三次，待症狀紓緩後再改為每星期飲用一次，使功效得以維持。

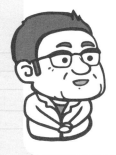

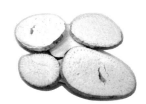

◀ 天花粉。

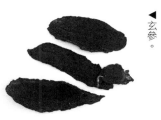

◀ 玄參。

十、通腑整腸篇

　　中醫學認為肺與大腸相為表裏。當然在現代醫學肺屬呼吸系統，大腸屬消化系統，兩者之間基本上沒有直接的關係。但是從中醫角度來説，當肺功能強壯的時候，大腸排泄的功效相對理想。而肺功能虛弱的人士，大腸易出現便秘的情況發生；相對地，大腸負責排泄，如果大便不暢，肚內積存宿便，積在腹腔內，呼吸時由於腹腔沒有充足的空間給胸腔擴張，引致吸氣不下、呼吸不暢，所以維持良好的排便習慣，也是有利肺氣疏通，使肺臟強壯。

　　大腸負責吸收水分，傳導糟粕。生活當中泄瀉、便秘、腹脹、腹痛是常見的症狀，多加注意飲食調配、減低偏飲偏食習慣、避免進食生冷寒涼食品、注意飲食有時、定時進食、多飲水、多食生果蔬菜，這些方法都有助改善大便異常的情況。如果你曾經嘗試過上述的方法也不見成效的話，最好去請教醫師，查清有沒有因受到其他身體狀況繼發所引起。

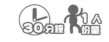

92

決明子山楂消脂茶

季節：□春天　□夏天　□秋天　□冬天　☑四季
適宜：☑日常保健　□針對症狀　□老幼皆宜

30分鐘　1人份量

材料：
決明子5錢、山楂3錢、甘草5片

製法：
（1）全部材料分別洗淨；
（2）以清水1公升煲30分鐘後，即可飲用。

功效

潤腸通便、開胃消滯

徐醫師話你知：

此茶 有消脂、開胃健脾的功效，對經常飲食油膩和煎炸食品人士，常作茶水飲用，有助減低肥胖發生。由於山楂味酸，**有胃病胃痛人士不宜。**

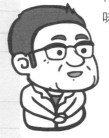

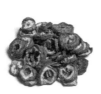

◀山楂。

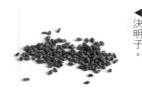

◀決明子。

扶正固本｜補肺益氣｜清熱解表｜散寒解表｜止咳化痰｜通鼻防敏｜理氣平喘｜潤膚美白｜開聲利咽｜**通腑整腸**

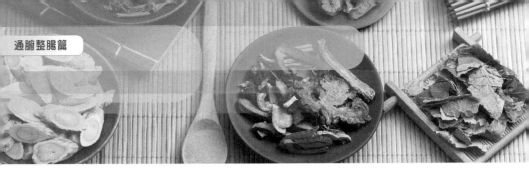

93

布渣消滯黃牛茶

季節：□春天　□夏天　□秋天　□冬天　☑四季
適宜：□日常保健　☑針對症狀　☑老幼皆宜

材料：

布渣葉3錢、黃牛茶3錢、甘草5片

製法：

（1）全部材料分別洗淨；
（2）以滾水500毫升浸泡10分鐘後，即可飲用。

功效

清熱消滯、去濕健脾

徐醫師話你知：

此茶水 有消滯清熱、健脾開胃功效，對於**消化不良、大便不暢及肥胖症的人士**，每天可當作茶水飲用，**老幼皆宜。**

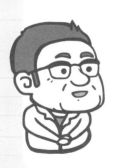

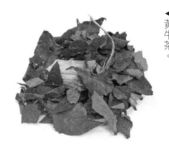

◀ 黃牛茶。

扶正固本 補肺益氣 清熱解表 散寒解表 止咳化痰 通鼻防敏 理氣平喘 潤膚美白 開聲利咽 **通腑整腸**

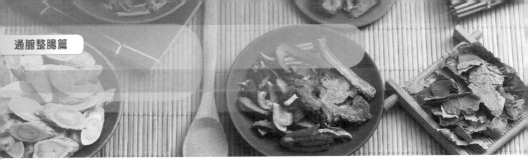

94

木棉花冬瓜瘦肉湯

季節：☑春天　□夏天　□秋天　□冬天　□四季
適宜：☑日常保健　☑針對症狀　□老幼皆宜

材料：

木棉花5錢、冬瓜1斤、赤小豆1両、陳皮1片、瘦肉半斤、蜜棗2粒

製法：

（1）冬瓜洗淨、切開、去囊備用；
（2）其他材料分別洗淨；
（3）全部材料以清水3公升煲2小時，即可飲用。

扶正固本
補肺益氣
清熱解表
散寒解表
止咳化痰
通鼻防敏
理氣平喘
潤膚美白
開聲利咽
通腑整腸

功效

清腸去濕、消腫利尿

徐醫師話你知：

此湯水

有清腸去濕功效，對於
飲食積滯、大便秘結、
消渴症及肥胖症人士，可常作湯水飲用，
每星期飲用一至兩次，功效更好。

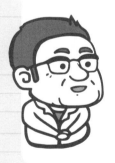

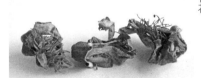

◀ 木棉花。

207

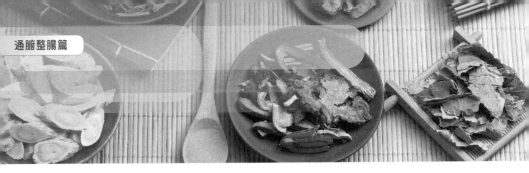

95

荷葉粟米瘦肉湯

季節：□春天　□夏天　□秋天　□冬天　☑四季
適宜：☑日常保健　□針對症狀　☑老幼皆宜

材料：

荷葉2両、粟米2個、蜜棗2粒、瘦肉半斤

製法：

（1）全部材料分別洗淨；
（2）以清水3公升煲2小時，即可飲用。

功效

降脂減肥、清腸去濕

徐醫師話你知：

荷葉 有消暑、清熱去濕功效，對消渴症、肥胖症人士有紓緩症狀不適作用。經常外出飲食，容易引致**消化不良、腸胃積滯**，每星期可飲用此湯一至兩次，有助排毒，**老幼皆宜**。

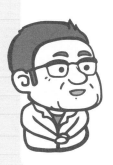

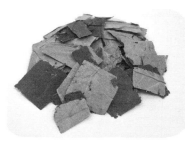

◀
荷葉。

扶正固本

補肺益氣

清熱解表

散寒解表

止咳化痰

通鼻防敏

理氣平喘

潤膚美白

開聲利咽

通腑整腸

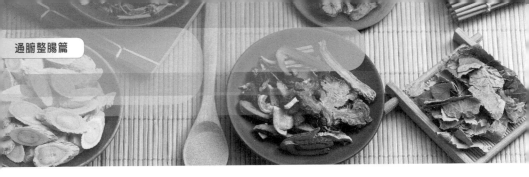

96
木瓜杏仁百合湯

季節：□春天　□夏天　☑秋天　□冬天　□四季
適宜：☑日常保健　□針對症狀　□老幼皆宜

材料：

木瓜1個、南北杏3錢、百合2両、蜜棗2粒、瘦肉半斤

製法：

（1）木瓜洗淨、去皮去籽、切件備用；
（2）其他材料分別洗淨；
（3）全部材料以清水3公升煲2小時，即可飲用。

扶正固本

補肺益氣

清熱解表

散寒解表

止咳化痰

通鼻防敏

理氣平喘

潤膚美白

開聲利咽

通肺整腸

功效

潤腸通便、潤肺安神

徐醫師話你知：

木瓜

有潤腸、滋潤內臟功效，用作湯水或糖水有助排便。**大便秘結**人士，可常用此湯水作調整腸胃功能，每星期飲用一至兩次，功效更好。

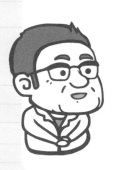

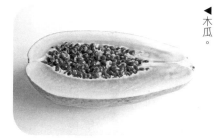

◀ 木瓜。

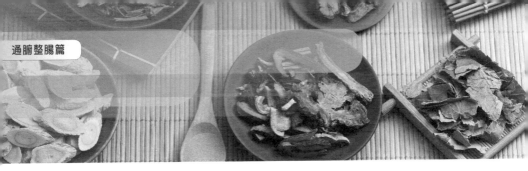

97

南瓜淮山銀耳雞湯

季節：□春天　□夏天　☑秋天　□冬天　□四季
適宜：☑日常保健　□針對症狀　☑老幼皆宜

材料：

南瓜1個、淮山5片、銀耳3錢、蜜棗2粒、陳皮1片、雞1隻

製法：

（1）南瓜洗淨、去皮、去囊、切件備用；
（2）雞劏好、洗淨、汆水備用；
（3）其他材料分別洗淨；
（4）全部材料以清水3公升煲2小時，即可飲用。

扶正固本

補肺益氣

清熱解表

散寒解表

止咳化痰

通鼻防敏

理氣平喘

潤膚美白

開聲利咽

通腑整腸

功效

健脾開胃、滋陰潤腸

徐醫師話你知：

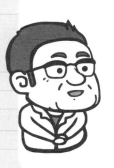

南瓜 營養豐富、幫助消化、有助
排便，配合雞一同煲湯，有
加強身體功能、益氣健脾功效。對於**體
虛、出現便秘人士**，可常飲用此湯水改善
體質，**老幼皆宜。**

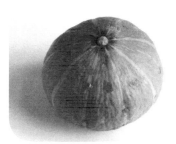

◀ 南瓜。

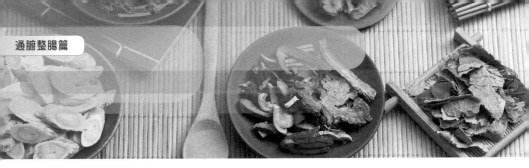

98
勝瓜豆腐魚片湯

季節：□春天　☑夏天　□秋天　□冬天　□四季
適宜：☑日常保健　□針對症狀　□老幼皆宜

材料：

勝瓜1條、豆腐1磚、鯇魚片4両、生薑3片

製法：

（1）勝瓜洗淨、刮去粗皮、切件備用；
（2）其他材料分別洗淨；
（3）先把清水2公升煮至水滾後，放入全部材料煮滾，
　　　略加鹽調味，即可飲用。

扶正固本

補肺益氣

清熱解表

散寒解表

止咳化痰

通鼻防敏

理氣平喘

潤膚美白

開聲利咽

通腑整腸

功效

清熱健胃、幫助消化

徐醫師話你知：

此湯水 具清熱健脾、消積滯的功效，對於經常進食煎炒燥熱、辛辣、火鍋、燒烤人士有助排**毒。大便不暢、容易生暗瘡的人士**，可經常飲用此湯水紓緩症狀不適，每星期飲用一至兩次，功效更好。

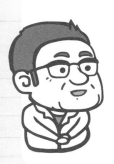

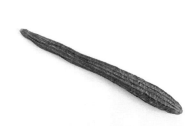

◀
勝
瓜
。

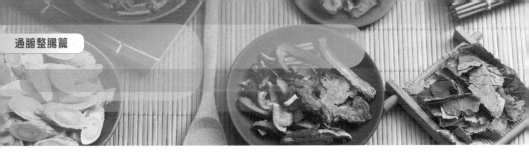

99
節瓜太子參瑤柱排骨湯

季節：☑春天　□夏天　□秋天　□冬天　□四季
適宜：☑日常保健　□針對症狀　☑老幼皆宜

材料：

節瓜2個、太子參3錢、瑤柱4粒、蜜棗2粒、陳皮1片、
排骨1斤

製法：

（1）節瓜洗淨、去皮、切件備用；
（2）排骨洗淨、汆水備用；
（3）其他材料分別洗淨；
（4）全部材料以清水3公升煲2小時，即可飲用。

扶正固本

補肺益氣

清熱解表

散寒解表

止咳化痰

通鼻防敏

理氣平喘

潤膚美白

開聲利咽

通腑整腸

功效

健脾開胃、幫助消化

徐醫師話你知：

此湯水 以扶正、健脾為首，有利吸收、幫助排泄。如久病體虛，大病過後，容易引致消化不良、大便不暢，要改善體質，可飲用此湯水。每星期飲用一至兩次，功效更好，**老幼皆宜。**

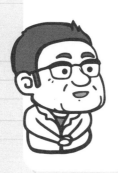

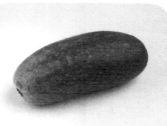

◄ 節瓜。

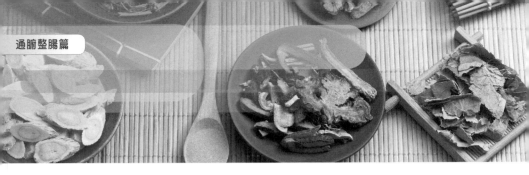

100

黃芪首烏豬骨湯

季節：□春天　□夏天　□秋天　☑冬天　□四季
適宜：☑日常保健　□針對症狀　□老幼皆宜

材料：

黃芪3片、首烏3錢、紅棗6粒、陳皮1片、豬骨1斤

製法：

（1）豬骨洗淨、汆水備用；
（2）其他材料分別洗淨；
（3）全部材料以清水3公升煲2小時後，即可飲用。

扶正固本

補肺益氣

清熱解表

散寒解表

止咳化痰

通鼻防敏

理氣平喘

潤膚美白

開聲利咽

通腑整腸

功效

益氣去濕、補血潤腸

徐醫師話你知：

大便不暢

或便秘，除了因飲食不節制、常食煎炒燥熱或生冷食品所引起外，氣血不足也會導致便秘的發生。飲用此湯水，有助補氣養血，能**改善因體虛所引致的便秘**。每星期可飲用一至兩次，功效更好。

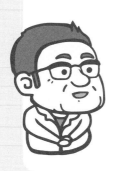

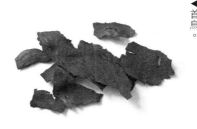

◀首烏。

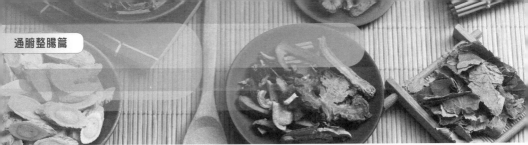

101
白菜粉絲豆卜肉碎湯

季節：☑春天　□夏天　□秋天　□冬天　□四季
適宜：☑日常保健　□針對症狀　□老幼皆宜

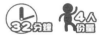

材料：

白菜1斤、粉絲1両、豆腐卜6個、豬肉碎4両

製法：

（1）粉絲以清水浸泡至軟身，備用；
（2）其他材料分別洗淨；
（3）把清水2公升煮至水滾後，放入白菜、豆腐卜及豬肉碎，煲30分鐘後，放入粉絲，再煮2分鐘，略加鹽調味，即可飲用。

扶正固本

補肺益氣

清熱解表

散寒解表

止咳化痰

通鼻防敏

理氣平喘

潤膚美白

開聲利咽

通腑整腸

功效

清熱生津、開胃益食

徐醫師話你知：

滾湯

性質較為清涼，適合體質燥熱的人士飲用。經常進食煎炸辛辣，容易引致**胃腸濕熱及大便秘結**。每星期飲用此湯水，可改善不適。**體質虛寒人士不宜。**

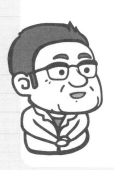

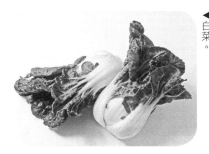

◀
白菜。

《強肺防疫101中醫湯水》

作者：徐思濠（註冊中醫師）
責任編輯：蘇飛、高家華
版面設計：賴艷君
攝影：傅穎鈿、蘇飛
相片提供：xb100/Freepik.com

出版：跨版生活圖書出版
地址：荃灣沙咀道11-19號達貿中心211室
電話：31535574　　傳真：31627223
專頁：http://crossborder.com.hk/（Facebook專頁）
網站：http://www.crossborderbook.net
電郵：crossborderbook@yahoo.com.hk

發行：泛華發行代理有限公司
地址：香港新界將軍澳工業邨駿昌街7號星島新聞集團大廈
電話：2798-2220　　傳真：2796-5471
網頁：http://www.gccd.com.hk
電郵：gccd@singtaonewscorp.com

台灣總經銷：永盈出版行銷有限公司
地址：231新北市新店區中正路499號4樓
電話：(02)2218 0701　　傳真：(02)2218 0704

印刷：鴻基印刷有限公司

出版日期：2020年5月第1次印刷
定價：HK$78　NT$350
ISBN：978-988-78897-4-8

出版社法律顧問：勞潔儀律師行

讀者意見調查表（七五折購書）

為使我們的出版物能更切合您的需要，請填寫以下簡單 7 題問卷（可以影印），交回問卷的讀者可以七五折郵購本社出版的圖書，**郵費及手續費全免**（只限香港地區）。

請在以下相應的□內打「✓」：

性別：□男　□女

年齡：□ 18 歲以下　□ 18-28 歲　□ 29-35 歲　□ 36-45 歲　□ 46-60 歲　□ 60 歲以上

學歷：□碩士或以上　□大學或大專　□中學　□初中或以下

職業：＿＿＿＿＿＿＿＿

一年內買書次數：1 次或以下□　2-5 次□　6 次或以上□

1. 您在哪裏購得本書《強肺防疫 101 中醫湯水》：

　□書店　□郵購　□便利店　□贈送　□書展　□其他＿＿＿＿＿＿

2. 您選購本書的原因（可多選）：

　□價錢合理　□印刷精美　□內容豐富　□封面吸引　□題材合用　□資料更新

　□其他＿＿＿＿＿＿

3. 您認為本書：□非常好　□良好　□一般　□不好

4. 您對本書的改善意見／建議：＿＿＿＿＿＿＿＿＿＿＿＿＿＿＿＿＿

5. 您對跨版生活圖書出版社的認識程度：□熟悉　□略有所聞　□從沒聽過

6. 請建議本社出版的題材（任何類別都可以）＿＿＿＿＿＿＿＿＿＿＿＿＿

7. 其他意見和建議 (如有的請填寫)：＿＿＿＿＿＿＿＿＿＿＿＿＿＿＿＿

七五折購書表格

請選購以下圖書：（全部 75 折）

□ 《抗膽固醇家常湯水》　　　　　　　（原價：HK$68 折實$51）＿＿ 本

□ 《抗高血壓 108 中醫湯水》　　　　　（原價：HK$68 折實$51）＿＿ 本

□ 《健康排毒中醫 101 湯水》　　　　　（原價：HK$68 折實$51）＿＿ 本

□ 《101 中醫月子調理湯水》　　　　（原價：HK$78 折實$58.5）＿＿ 本

□ 《(金牌)營養師的抗膽固醇私房菜》　（原價：HK$88 折實$66）＿＿ 本

□ 《　　　　　　　　　》　　　　　　　　　　　　　　＿＿ 元　＿＿ 本

共選購＿＿＿ 本，總數（HK$）：＿＿＿＿＿＿＿＿＿＿

（其他可選圖書見背頁，詳情請瀏覽：http://www.crossborderbook.net）

（訂購查詢可致電：3153 5574）

本社根據以下地址寄送郵購圖書（只接受香港讀者）：

姓名：＿＿＿＿＿＿＿＿＿＿＿＿＿＿ 聯繫電話 #：＿＿＿＿＿＿＿＿＿＿＿

電郵：＿＿＿＿＿＿＿＿＿＿＿＿＿＿＿＿＿＿＿＿＿＿＿＿＿＿＿＿＿

地址：＿＿＿＿＿＿＿＿＿＿＿＿＿＿＿＿＿＿＿＿＿＿＿＿＿＿＿＿＿

聯絡電話必須填寫，以便本社確認收件地址無誤，如因無法聯絡而郵寄失誤，本社恕不負責。

請把問卷傳真至 31627223 或寄至「荃灣郵政局郵政信箱 1274 號 跨版生活圖書出版有限公司收」。

* 購書方法：請把表格剪下，連同存款收據／劃線支票（不接受期票）郵寄至「荃灣郵政局郵政信箱 1274 號 跨版生活圖書出版有限公司收」。或把表格及存款收據傳真至 31627223（只限銀行存款方式付款）。收到表格及款項後本社將於五個工作天內將圖書以平郵寄出。

* 付款方式：

(1) 請將款項存入本社於匯豐銀行戶口：033-874298-838

(2) 支票抬頭請寫：「跨版生活圖書出版」或「Cross Border Publishing Company」。

* 此問卷結果只供出版社內部用途，所有個人資料保密，並於使用後銷毀。

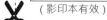

(影印本有效)

新界荃灣郵政局

郵政信箱1274號

「跨版生活圖書出版有限公司」收

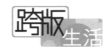

圖書目錄

請沿虛線剪下，傳真或郵寄到本社。

食譜

《營養師慳錢家常食譜》	HK$78(折實$58.5)□
《輕鬆抗癌營養師食譜》	HK$78(折實$58.5)□
《肝病營養食譜》	HK$78(折實$58.5)□
《營養師低卡私房菜》	HK$78(折實$58.5)□
《營養師的輕怡瘦身甜品》	HK$78(折實$58.5)□
《營養師話你知101不可不知健康營養真相》	HK$68(折實$51)□
《營養進補坐月食譜》	HK$78(折實$58.5)□
《營養師素食私房菜》	HK$78(折實$58.5)□
《(金牌)營養師的小學生午餐便當》	HK$78(折實$58.5)□
《擊破港式飲食陷阱》	HK$68(折實$51)□
《(金牌)營養師的糖尿病甜美食譜》	HK$88(折實$66)□
《(金牌)營養師的抗膽固醇私房菜》	HK$88(折實$66)□
《營養師瘦身私房菜》	HK$68(折實$51)□
《懷孕坐月營養師食譜》	HK$68(折實$51)□
《0-2歲快樂寶寶食譜&全方位照護手冊》	HK$68(折實$51)□

湯水

《排毒美容中醫湯水》	HK$78(折實$58.5)□
《健康排毒中醫101湯水》	HK$68(折實$51)□
《女性病調護中醫食療》	HK$68(折實$51)□
《抗鼻敏感100中醫湯水》	HK$68(折實$51)□
《抗高血壓108中醫湯水》	HK$68(折實$51)□
《更年期中醫108湯水》	HK$68(折實$51)□
《糖尿病中醫108湯水》	HK$68(折實$51)□
《抗膽固醇家常湯水(增訂版)》	HK$68(折實$51)□
《兒童抗都市病101湯水》	HK$58(折實$43.5)□
《101中醫月子調理湯水》	HK$78(折實$58.5)□

理財投資、商管營銷

《美元10萬做美國業主》	HK$88(折實$66)□
《技術分析精讀本(全新修訂第5版)》	HK$78(折實$58.5)□
《牛熊證精讀本》	HK$78(折實$58.5)□
《瞬間讀穿客戶心》	HK$68(折實$51)□
《一句定輸贏──銷售必勝50金句》	HK$68(折實$51)□

消閒/興趣

《養狗必識78件事》	HK$78(折實$58.5)□
《聽聽寵物心底話──動物傳心術 與寶貝談心》	HK$78(折實$58.5)□
《動物傳心師的世界》	HK$78(折實$58.5)□

旅遊

《暖暖樂土清爽醉遊Easy GO!──日本東北》	HK$98(折實$73.5)□
《秘境神遊新鮮嘗Easy GO!──鳥取廣島》	HK$108(折實$81)□
《經典新玩幸福嘆名物Easy GO!──大阪》	HK$98(折實$73.5)□
《紅楓粉櫻古意漫遊Easy GO!──京阪神關西》	HK$108(折實$81)□
《環抱晴朗慢走島國Easy GO!──四國瀨戶內海》	HK$108(折實$81)□
《北陸古韻峻美山城Easy GO!──名古屋日本中部》	HK$108(折實$81)□
《藍天碧海琉球風情Easy GO!──沖繩》	HK$108(折實$81)□
《海島秘境深度遊Easy GO!──石垣宮古》	HK$98(折實$73.5)□
《頂尖流行掃貨嘗鮮Easy GO!──東京》	HK$108(折實$81)□
《出走近畿四湖北關西Easy GO!──東京周邊》	HK$108(折實$81)□
《香飄雪飛趣玩尋食Easy GO!──北海道青森》	HK$108(折實$81)□
《玩味泡湯親自然Easy GO!──九州》	HK$98(折實$73.5)□
《溫泉探秘賞楓景Easy Go!──福岡長崎北九州》	HK$108(折實$81)□
《婀娜風情嫵眼之都Easy GO!──上海》	HK$88(折實$66)□
《魅力情懷潮爆遊 Easy GO!──香港》	HK$88(折實$66)□
《異國滋味獨家風情Easy GO!──澳門》	HK$88(折實$66)□
《熱玩盛宴豐味遊Easy GO!──台北新北》	HK$98(折實$73.5)□
《放空逍遙滋味遊Easy GO!──中台灣澎湖》	HK$88(折實$66)□
《陽光美饌山海奔放Easy GO!──南台灣》	HK$88(折實$66)□
《山海尋秘慢活Easy GO!──東台灣》	HK$88(折實$66)□
《遊城走鄉環台好時光 Easy GO！──台灣環島》	HK$98(折實$73.5)□
《巷弄滋味市場尋寶Easy GO!──首爾美食街》	HK$88(折實$66)□
《閃耀韓流吃喝遊Easy GO!──首爾》	HK$98(折實$73.5)□
《韓風魅力新意遊Easy Go!──首爾仁川》	HK$98(折實$73.5)□
《熱情海浪爽吃遊Easy Go!──釜山》	HK$98(折實$73.5)□
《絕色奇觀清新遊Easy Go!──京畿道》	HK$88(折實$66)□
《澈藍海島繽紛遊Easy GO!──濟州 》	HK$98(折實$73.5)□
《Classic貴氣典雅迷人 Easy Go! ── 英國》	HK$108(折實$81)□
《邀遊11國省錢品味遊Easy GO!──歐洲》	HK$108(折實$81)□
《沉醉夢幻國度Easy GO!──法國瑞士》	HK$98(折實$73.5)□
《殿堂都會華麗濱岸Easy GO!──美國東岸》	HK$88(折實$66)□
《熱情都會壯麗絕景Easy GO!──美國西岸》	HK$128(折實$96)□
《豪情闊藩自然探奇Easy GO!──澳洲》	HK$98(折實$73.5)□
《Hea玩潮遊嘆世界 Easy GO!──曼谷》	HK$98(折實$73.5)□
《泰北淳樸愜意遊 Easy GO!──清邁》	HK$88(折實$66)□
《動感觸目精華遊Easy GO!──新加坡》	HK$98(折實$73.5)□
《邂逅純樸新派之美Easy GO!──越南》	HK$88(折實$66)□
《廣島岡山陽地區》	HK$98(折實$73.5)□
《台灣單車環島遊》	HK$78(折實$58.5)□
《日本ACG動漫聖地巡遊》	HK$98(折實$73.5)□